ZHUANJIA JIAONI
BAOHU
HAIZI SHILI

专家教你
保护孩子
视力

编 呼正林
著

不近视
不涨度数
躲开配镜陷阱

化学工业出版社
·北京·

内 容 简 介

本书是作者给家长们编写的一本在孩子成长期间如何保护、维护孩子视觉、视力健康的一本家长必读的科普性书籍。

本书介绍了孩子的眼原本不应是近视的道理，并对少年儿童眼睛的健康防护应当注意的诸多方面提出了简明、实用的建议和方法，提出了预防近视要从婴幼儿做起的观点。书中对不同时期眼的各种屈光问题，通过简明通俗的语言、一目了然的插图，在讲清楚道理的同时，也讲述了应当采取的方法；对家长如何去引导孩子做好科学、合理戴用眼镜和有效控制近视发展，提出了不少有益的建议和方法；对如何在孩子验光、配镜时不被忽悠所应当注意的问题进行了介绍。

本书通俗易懂，图文并茂，是家长在养育孩子中做好孩子眼睛健康保健工作的必读书籍。本书也是各类视光学院、系在视光学教学、学员学习中不可或缺的参考用书。

图书在版编目（CIP）数据

专家教你保护孩子视力：不近视　不涨度数　躲开配镜陷阱/呼正林编著. —北京：化学工业出版社，2021.6

ISBN 978-7-122-38853-7

Ⅰ.①专…　Ⅱ.①呼…　Ⅲ.①儿童-视力保护　Ⅳ.①R779.7

中国版本图书馆CIP数据核字（2021）第057837号

责任编辑：夏叶清　　　　　　　　　　　　　　　文字编辑：吴开亮
责任校对：田睿涵　　　　　　　　　　　　　　　装帧设计：尹琳琳

出版发行：化学工业出版社（北京市东城区青年湖南街 13 号　邮政编码 100011）
印　　装：北京缤索印刷有限公司
710mm×1000mm　1/16　印张 9³/₄　字数 188 千字　2022 年 1 月北京第 1 版第 1 次印刷

购书咨询：010-64518888　　　　　　　　　　　售后服务：010-64518899
网　　址：http://www.cip.com.cn
凡购买本书，如有缺损质量问题，本社销售中心负责调换。

定　　价：59.00 元

　　近视眼的预防与控制始终是眼科学界、教育界关注的一个课题，是一个年年必讲的青少年工作的重点问题。2007年5月7日，中共中央、国务院发布的《关于加强青少年体育增强青少年体质的意见》中指出："帮助青少年掌握科学用眼知识和方法，降低青少年近视率。中小学教师和家长都要关注学生的用眼状况，坚持每天上下午组织学生做眼保健操，及时纠正不正确的阅读、写字姿势，控制近距离用眼时间。学校每学期要对学生视力状况进行两次监测。各级政府要进一步改善农村学校的办学条件，确保照明、课桌椅达到基本标准，改善学生用眼卫生条件。"2008年9月4日发布了《中小学学生近视眼防控工作方案》《中小学学生近视眼防控工作岗位职责》《中小学学生预防近视眼基本知识与要求》。

　　2018年"全国眼科浦江论坛暨眼科新技术研讨会"报道：近视已成为我国的"国病"，数据显示，我国近视眼患病率逐年上升，发病年龄明显降低。未矫正屈光不正，仍是我国居民视力损伤的主因。数据显示，我国近视发病率为50%，日本发病率为40%，美国人群中近视发病率为25%。我国近视人群中小学生患病率为35%、中学生患病率为50%、大学生患病率为70%。儿童斜视、弱视发病率为8%。根据权威预测，至2050年，我国近视患病率将高达66.8%，届时，高度近视患病率或达13%。与会专家认为，应像"防盲"一样将预防近视列为国家策略，以此提高人口素质。

近视眼的预防控制年年讲、年年布置，但目前的调查却是：我国青少年的近视发病率高达60%，还在以每年8%的速度增长，应当说现实是很严峻的。这样的严峻情况引起了党和国家高度重视，中央电视台2018年8月28日报道：习近平主席在看到报刊刊载的《中国学生近视高发亟待干预》一文后，他再一次作出重要指示"我国学生近视呈现高发、低龄化趋势，严重影响孩子们的身心健康，这是一个关系国家和民族未来的大问题，必须高度重视，不能任其发展。"他还指示有关方面，要结合深化教育改革，拿出有效的综合防治方案，并督促各地区、各有关部门抓好落实。还强调，全社会都要行动起来，共同呵护好孩子的眼睛，让他们拥有一个光明的未来。

广大人民群众希望看到近视眼发病率能够有所下降，每个家长都毫无例外地希望自己的孩子能不近视，即便近视了也别年年都长得那么快。最好有一本让人民群众一看就懂、一学就会的掌握真实的爱眼、护眼、预防控制近视知识和方法的书。

我作为一名从事教学工作四十多年的视光学工作者，在我接受这项工作时，感受到所要担负的责任是非常重大的，这很有可能是由"说"到"做"，并能够"坐实"的关键一步。我会尽最大努力来参与这项工作。借此，我也希望给我们的孩子们带来更明亮的眼睛。

2021年1月　于北京　镜缘斋

第一章 宝宝视觉发育和家庭关照

第一节 孩子的眼应当是什么样的眼　002

一、0~1岁孩子的眼　002
二、1~6岁孩子的眼　003
三、孩子什么时候能分辨颜色　004
四、孩子的双眼视觉　005

第二节 孩子视觉发育状况和自检　009

一、视觉发育的"关键期"　009
二、婴儿视觉关照的注意事项　010
三、幼儿的视觉关照　011
四、学龄前期的视觉关照　015

 第二章 孩子的眼本不应当近视

第一节 孩子的眼　026

一、孩子为自己带来一双什么样的眼?　026
二、婴幼儿的远视储备　027

第二节 孩子的眼不应当是近视眼　029

一、人眼为什么会演变成近视眼呢?　029
二、小小的孩子,为什么会近视?　030
三、"课业负担"沉重会对孩子造成的影响　030
四、减轻"课业负担"需要新的思路　033

第三节 近视眼能不能恢复? 034

一、近视的实质：眼球的解剖变化 034
二、近视眼最突出的症状：视力变化 035
三、近视眼：屈光学的变化 035
四、人眼球能变长，为什么就不能变短? 036
五、怎样才能保证孩子有一双敏锐的眼 038

第三章 屈光不正的早发现、早矫正

第一节 孩子第一次屈光检查 042

一、一个4岁幼儿屈光检测结果的提示 042
二、儿童屈光检测使用什么样的仪器 043
三、儿童屈光筛查应当注意的问题 044

第二节 孩子的屈光不正 047

一、什么是屈光不正? 047
二、屈光不正种类 048
三、孩子未来眼屈光状况的预测 048

第三节 孩子远视的早发现 050

一、远视什么时候发生? 050
二、远视的及时发现 051
三、儿童远视的矫正 052

第四节 孩子近视的早发现 053

一、已经近视，不配眼镜是错误的! 053
二、什么是"假性近视"? 054

三、近视，只有真，没有假　　　　　　　　　　055
四、近视的早发现　　　　　　　　　　　　　　056

 解答：妈妈们的问题

第一节　与近视眼有关的问题　　　　　　　**062**

一、原来孩子眼睛蛮好的，怎么就变成了近视？　062
二、近视眼，能不能恢复？　　　　　　　　　　063
三、孩子近视，该不该戴眼镜？　　　　　　　　064
四、近视眼镜是否需要经常戴？　　　　　　　　065
五、能不能让近视度数不长？　　　　　　　　　066
六、咀嚼片对预防控制近视有效吗？　　　　　　066
七、按摩治疗近视是否真有作用？　　　　　　　068
八、点眼药能不能治疗近视？　　　　　　　　　068
九、"综合调理法"能治疗近视吗？　　　　　　069
十、阿托品点眼能控制近视吗？　　　　　　　　070
十一、"远眺法"治疗近视可信吗？　　　　　　071
十二、"转眼法"治疗近视，为什么不能见到
　　　理想的成效？　　　　　　　　　　　　072
十三、角膜塑形镜，可以治疗近视吗？　　　　　073
十四、按"散瞳即刻检测的镜度"为什么
　　　看不清？　　　　　　　　　　　　　　074
十五、瞳孔散大检测的度数既然不能用于配镜，
　　　为什么还要散？　　　　　　　　　　　075
十六、近视眼孩子的眼睛会不会变突？　　　　　076

第二节　与远视、弱视与斜视有关的问题　　**078**

一、儿童远视眼能不能恢复？　　　　　　　　　078
二、儿童远视为什么会发生斜视？　　　　　　　079
三、儿童的"内斜视"要如何分真假呢？　　　　079
四、儿童的斜视长大了就会好吗？　　　　　　　080
五、"治疗"可以让儿童降低远视度数吗？　　　081

六、儿童远视需要矫正吗? 082

七、儿童、少年远视矫正需要注意什么问题? 083

八、弱视是怎么发生的? 085

九、弱视对儿童有什么危害? 086

十、弱视矫治到底需要多长时间? 087

十一、对弱视最有效的矫治措施是什么? 089

十二、儿童弱视矫治成功后会不会复发? 090

第三节 与散光、屈光参差有关的问题 091

一、散光是怎么回事? 091

二、散光是怎么来的? 091

三、散光眼为什么比近视还难受? 093

四、是否可以不配散光? 093

五、将散光镜度转为近视镜度可以吗? 094

六、高度散光的人看远、看近感觉有差异
是怎么回事? 095

第五章　怎样控制近视才能有成效

第一节 近视度数年年长 098

一、年年长的道理 098

二、正常的增长与异常的增长 099

三、为什么会"超速"增长 100

第二节 近视的治疗与控制 102

一、谨防"盛言"之下的难副 102

二、准备尝试前，先要思考 107

三、有效控制近视的根本所在 108

第三节 近视控制的最佳配镜方案　　　**111**

一、预防、控制近视的最简单方法　　　111
二、轻度近视最佳的控制近视的配镜方案　　　112
三、中、高度近视最佳的控制近视镜度疯长的配镜方案　114

第六章　戴眼镜也得讲求科学、合理

第一节 眼镜合理戴用的条件　　　**118**

一、眼镜与眼睛的位置关系　　　118
二、少年儿童戴用眼镜要注意的问题　　　121

第二节 如何保持眼镜的合理戴用　　　**125**

一、戴用得合理　　　125
二、眼镜也需要打理　　　126
三、定期检测是科学合理戴用眼镜的基础　　　127

第七章　善待眼睛，它很娇气

一、近视的不良影响　　　130
二、近视并非一无是处　　　130
三、眼睛是喜冷怕热的器官吗?　　　131
四、眼睛也要讲究劳逸结合　　　132
五、眼药水不能缓解视觉疲劳　　　135
六、眼睛的忌讳　　　136
七、做好预防、控制近视的辅助工作　　　138
八、验光的"医学"与"传统"　　　140
九、让孩子自觉地走在预防、控制近视的行列里　142

参考文献

第一章

宝宝视觉发育和家庭关照

孩子的眼睛到底应当是什么样的眼？这是每个人，特别是每个家长都有必要知道的问题，尤其是即将做妈妈的年轻人更有必要了解这一知识。这是我们为孩子未来能有一双敏锐的眼睛在理念上的起点。

0~1岁孩子的眼

孩子在 1 岁以内的视力是很差的（表 1-1），刚出生时的视力几乎接近于零，1 个月时也仅有光感——可以观察到手动。在这种情况下，是看不清我们伸出了几根手指头的。这时候，年轻的家长经常会说，孩子认识妈妈了。应当说，这只是妈妈的一厢情愿。

表 1-1 1 岁以内婴儿正常裸眼视力参照表

月龄	1	2	3	4	6	8	10
视力	光感——手动	0.01	0.02	0.05	0.06 ~ 0.08	0.1	0.15

这个时期，孩子的眼睛对不良的光是没有一点防护能力的，家长一定要对孩子的眼睛小心保护，需要家长在看护方面注意以下两点。

1. 玩具选择

在这一时期为孩子选择玩具，不宜选择精细类的玩具，应当以粗放类玩具为主。否则，玩具就引不起孩子的注意，很难发挥顺应孩子视觉发育的作用。

2. 给孩子照相

在孩子成长过程中，给孩子照相留影做纪念，是家长非常喜欢做的一件事。但是，在直接正对孩子照相时一定要做到：关闭闪光灯（图 1-1）！之所以要强调这一问题，是因为目前的照相机在光线相对较暗的情况下会自动转换到闪光灯的"开启"状态。只要不注意，就会在照相时出现闪光灯闪亮的情况。

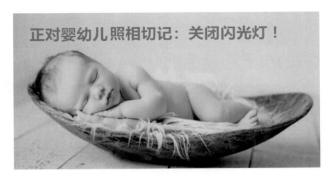

图1-1　正对婴幼儿照相切记：关闭闪光灯

那么，打开闪光灯给孩子照正面相会有什么危害呢？闪光灯发射的光线成分中的短波光是比较强的，短波光对眼睛是有一定危害的。尽管现在眼科认为危害没有人们想得那么大，但危害绝不是零。

建议：既然"危害绝不是零"，那么照相前就应当把它关闭。

 ## 二、1~6岁孩子的眼

1～6岁是孩子的学龄前时期，在这一时期孩子快速发育，视觉功能的发育也进入了一生最关键的时期，孩子视力的提高几乎达到了日新月异的程度（表1-2）。

表1-2　1～6岁孩子正常裸眼视力参照表

年龄	1	2	3	4	5	6
视力	0.2 ～ 0.25	0.5	0.6	0.8	1.0	1.2

在这里我们需要注意一个节点：5岁。这就是说，孩子在5岁时的视力已经基本达到正常成年人水平，在6岁时孩子的视力完全可以和成年人媲美。

表1-2也提醒我们：1～6岁期是孩子视力快速发育的时期，保证孩子视力的正常发育速度就成为需要格外关注的一件事情。假如疏忽对视觉发育的关照、看护，家长的一些随意而为的做法就会起到促使视力发育速度加快的作用，其结果就是孩子发生近视。目前，这种情况非常多见，这是一个亟待家长们给予关注的问题，更需要立刻行动起来去落实的问题。这里需要注意的问题有以下两个。

1. 不要让 6 岁以内的孩子看电视上瘾

这个时期孩子的眼睛还不具备在正常视距可以看清电视影像的视觉能力，一旦养成习惯，孩子看不清就要缩短视距，这也是为什么有的孩子还没上学就已经是近视眼的重要原因之一。

2. 让 6 岁以内的孩子远离手机

在这里必须强调：过早接触、迷恋手机，是近视眼发生率持续攀高、近视眼难于有效控制的"万恶之源"。哪怕是 30 多岁的人，都会因过度玩手机导致近视度每年增长，何况是处于生长发育中的孩子呢。

 三、 孩子什么时候能分辨颜色

孩子能分辨颜色的时间是很早的（表 1-3），出生后 1 个月就能分辨颜色了，4 个月就可以具有与成年人相似的颜色分辨力（图 1-2）。

孩子能够准确识别并匹配图 1-2 中的颜色一般是在 2 岁半时，能准确说出各种颜色名称的年龄则是在 3 岁左右（表 1-4）。

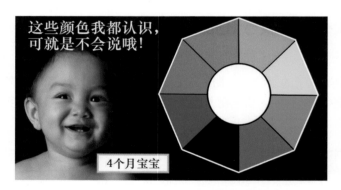

图 1-2　4 个月的宝宝几乎可以分辨所有的颜色

表 1-3　婴儿可区别的颜色月龄参照表

月龄	可区别颜色	对颜色偏好
1	可区分蓝色、紫色、黄绿色、灰色	清晰、鲜明的基本色（尤其是红、蓝）
2	可区分黄色、红色	
3	与成人相似	

表1-4 幼儿识别颜色、准确匹配、说出颜色的年龄

年龄	识别	颜色匹配
2	主要颜色	
2.5	红、橙、黄、绿、蓝、紫、粉、白、黑	
3岁左右	可以准确说出颜色名称	

识别颜色是眼的基本功能，家长的责任在于：顺应孩子的颜色视觉发育的规律，教会孩子掌握具体颜色与说出颜色名称这一"眼到"与"口到"的协调能力。当孩子掌握了这种协调能力，就能使孩子在认识世界上更得心应手。

在强化视觉功能方面，特别推荐两个方面的工作。

1. 让宝宝进行涂色练习

宝宝做涂色练习是一项很好的强化颜色视觉功能的活动（图1-3）。在练习中，孩子也能顺便掌握正确的执笔方法。

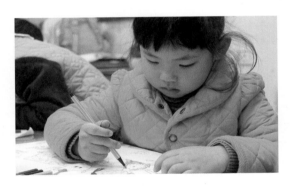

图1-3 孩子在做涂色练习

2. 鼓励孩子参与购物

孩子参与购物是一项很值得提倡的有意义的活动，特别是家长在为孩子购买衣服、用品时。这既可以提高孩子和外界沟通的主动性，也能使孩子获得更多的客观信息，这样的活动尽管会增加购物的难度，但在孩子思维发育上会起到不可估量的潜移默化作用。

 四、 孩子的双眼视觉

双眼视觉是在单眼视觉不断发育的基础上发育起来的一种更高级的视觉功能。

这种高级的视觉功能包括立体视觉、深径知觉（简称：深径觉）。立体视觉包括双眼同视功能（第一级立体视觉）、双眼融合功能（第二级立体视觉）、双眼立体视觉功能（第三级双眼立体视觉功能）。在三级立体视觉中，双眼同视功能、双眼融合功能是基础，在具备这两级的视觉功能的基础上才能建立第三级双眼立体视觉功能。

1. 双眼同视

双眼同视又可以划分为双眼同视、双眼单视。

（1）双眼同视（表 1-5）　双眼同视，就是保持双眼注视处于稳定状态的能力，这是实现双眼融合的眼位基础。

（2）双眼单视（表 1-5）　双眼单视，是在双眼同视条件下，实现双眼视网膜的正常对应关系，这是实现双眼融合的神经基础。

表 1-5　双眼同视与双眼融合

立体视觉分级	第一级立体视觉		第二级立体视觉
视觉功能名称	双眼同视		双眼融合
	双眼同视	双眼单视	
视觉意义	保证双眼正确的视觉方向	保证双眼获得视像的同一性	弥合双眼视像差异，使视像融合成一个整体
发育状况	出生后 5～6 周能注视大的物体，2 个月可随人的运动注视近物	出生 2 个月开始出现双眼单视功能（VEP 检测）	出生后 2～3 个月出现，3 个月以上逐渐增强（VEP 检测）
关键时期	出生后 2～3 月，3 个月以上逐渐增强		

2. 双眼融合

我们看某一目标时，左眼看到物体的左侧面会多一点，右眼看到物体的右侧面会多一点，这就是双眼视差。双眼视差与瞳距具有正相关的联系，瞳距较大的人，双眼视差会略大一些，立体视觉能力也会稍强一些。

双眼视差说明我们两眼看到的视像是不太一样的。那么我们为什么没有察觉到呢？这是因为我们的视觉神经系统对双眼视像具有强大的融合功能。双眼融合的机制如图 1-4 所示，实现双眼视像融合的部位在大脑枕叶纹状区的视觉中枢。双眼视

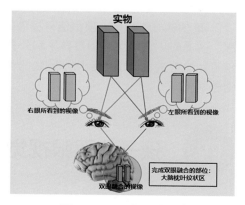

图 1-4　双眼融合机制图解

像一旦完成融合，也就为第三级立体视觉做好了一切准备工作。

3. 第三级立体视觉

立体视觉的形成，是需要在大脑皮层的参与下进行。经大脑皮层综合分析，视觉中枢对双眼融合的信息进行进一步的整合，将左右眼的平面横向视差信息转换成三维立体信息，立体视觉由此产生。

双眼视觉发育的状况见表 1-6。一般认为，双眼视觉的发育是在出生后 2 ~ 3 个月显现的，3 个月时具备初步的双眼视觉能力，6 个月已经具有比较完好的双眼视觉、立体视觉能力，孩子 5 岁时达到成年人水平。

表 1-6 Reading R W 婴幼儿立体视锐度调查情况一览表

年龄	3.5 ~ 6 个月	2.0 ~ 2.9 岁	3.0 ~ 3.9 岁	4.0 ~ 4.9 岁	5.0 ~ 8.0 岁
立体视锐度 / 弧秒	3000	240	153	70	≤ 40

立体视觉是人眼视觉的一项重要功能。这一功能不但对客观世界的认识、判断具有十分重要的作用，而且对规避风险、安全生存都具有不可替代的作用，也是从事很多高新技术工作必须具备的视觉功能。

立体视觉功能可以通过随机点立体测试图进行测定。图 1-5 就是一幅用于立体视觉检测的随机点测试图，这幅图的立体信息包括：

① 中心有一个类似饼干的"♥"；

② "♥"右上角有一英文字母"U"；

③ "♥"的左下角有一英文字母"I"；

④ 白色字体"刘红石 作品"；

⑤ 测试图上部约 $\frac{1}{5}$ 为一自上而下的倾斜面。

其中，♥、U、I 均以同样的距离飘浮在背景上方，但 ♥ 更厚实，显得与背景的距离更大一些。白色字体虽然也飘浮在背景上方，但距离很小。

图 1-5 中的立体视像平面信息如图 1-6 所示。

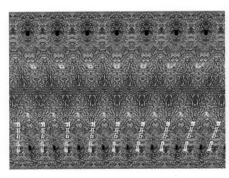 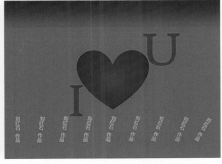

图 1-5 随机点立体视觉测试图　　图 1-6 图 1-5 测试图中的立体视像信息的平面示意图

4. 深径觉

深径觉又叫做径深知觉，是双眼视觉的一个构成部分，是判定有关物体与自己距离远、近的能力。深径觉是伴随着立体视觉发育同时发育的一种知觉能力。图1-7是几个放在眼前不同距离的溜溜球，双眼视觉正常的幼儿是可以按指令直接准确拿到相应颜色的溜溜球的。倘若孩子在拿取时在动作上显得有些迟疑，这就提示我们孩子的深径觉可能存在问题，这就有必要咨询儿童保健医生或眼视光学家来确认是否存在双眼视觉问题。

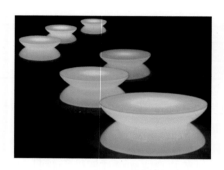

图1-7 放在眼前不同距离的溜溜球

前述的内容说明，孩子眼睛的功能是随着年龄的增长逐渐发育完善的。人们对这方面的知识往往是忽视的，这可能就是造成少年儿童视觉方面问题的原因。应当说，家长了解这些知识，对于让孩子在健康发育中获得良好的视觉功能具有不可忽视的作用。

第二节 孩子视觉发育状况和自检

 一、 视觉发育的"关键期"

一般来说，孩子的视觉是在家长不知不觉中快速发育起来的，这对于绝大多数孩子来说是其自然发育的一个过程。但是，对于一些存在视觉健康问题的孩子来说，家长的不知不觉就会造成比较严重的问题。当前，弱视是很常见的少年儿童视觉问题，而这正是在"不知不觉"中没有及时予以干预的结果。

在孩子视觉健康问题上，我们特别要注意视觉发育的关键期。目前，对于视觉发育关键期的研究还不够深入。但是，我们可以通过类比的方式来进行推断。

表 1-7 是猫与人的寿命和视觉发育关键期的类比状况：猫在 4 ~ 14 周龄期间是可以由视觉剥夺造成不可逆的视觉损害，因此 4 ~ 14 周龄这一阶段就是猫的视觉发育的关键时期。人的预期寿命为 80 岁，与其相应的视觉发育的关键期应当是出生后约 3 个月 ~ 3 岁。眼视光领域比较普遍的认识：人的视觉发育最关键的时期在 1 ~ 3 岁，一直延续到 6 ~ 8 岁。孩子的立体视觉，则是在 2 ~ 3 月龄时出现，2 ~ 3 岁接近成人，5 岁达到成人水平。

表 1-7 猫与人的寿命与视觉发育关键期一览表

生物对比	寿命与视觉发育关键期	对应年龄
猫	寿命	14 岁（长寿：15 ~ 17 岁）
	关键期	4 ~ 14 周
人	寿命	80 岁（长寿：110 ~ 147 岁）
	关键期	出生后约 3 个月至 3 岁
		延续到 6 ~ 8 岁
	立体视觉	2 ~ 3 个月时出现，2 ~ 3 岁接近成人，5 岁达到成人水平

在婴儿期，家长可以对孩子的视觉功能的状况进行观察和自检，观察、自检可以参照本章不同年龄段中的自检方法进行。

二、 婴儿视觉关照的注意事项

（1）让孩子保持在明亮的自然光线下生活、成长。这是保证视觉正常发育的重要条件。

（2）户外活动，接受阳光照射是促进皮肤中维生素 D 生成的非常有效的方法，有预防佝偻病发生的作用。但是一定要注意：孩子对强光的规避能力很弱，因此在日光浴中要避免阳光直射婴儿的眼睛（图 1-8），以免灼伤婴儿的视网膜。

（3）婴儿视觉功能发育存在个体差异，对婴儿视觉功能自检要注意两点：

① 为了养成孩子良好的互动、反应能力，检测不宜不间断地连续进行；

② 只要检测到已经具备了相应的视觉功能，无须重复检测。

（4）对孩子已经具备的视觉功能，应当在日常生活中加强与孩子的互动，通过游戏来强化。

（5）和孩子进行游戏互动时，需要注意两个问题：

① 丰富多样、颜色鲜艳的图案刺激，可以加速脑部视觉区的发育，促进视觉系统察觉边缘、对比敏感能力增强。

② 防止误食、误咽。这时的孩子都会有"什么都会去吃"的习性，一旦误食、误咽则是一件很麻烦的事情，严重者还会危及孩子的生命。

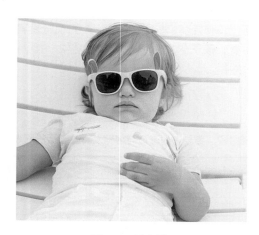

图 1-8　日光浴

（6）如果在自检中发现下列问题，则应联系保健医生，进行进一步检查：

① 6 个月时，有明显眼位异常、歪头单眼视物的现象；

② 9 ~ 10 个月时，对快速出现在眼前的物体没有视觉规避表现；

③ 9 ~ 12 个月时，对眼睛进行遮挡实验，有异常拒绝反应；

④ 在这一期间，如果发现瞳孔中呈现灰白色、白色，则说明孩子患有先天性白

内障，既可单眼发病［图1-9（a）］，也可两眼同时发病［图1-9（b）］，需尽快到医院儿童眼科就医治疗。

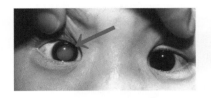 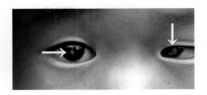

（a）先天性白内障单眼发病　　　　　（b）先天性白内障两眼同时发病

图1-9　先天性白内障

 幼儿的视觉关照

通常把1～3岁这一阶段称为幼儿期，这一时期是儿童智力、语言发展非常迅速的时期，是孩子的特殊才能开始表现的时期，也是个性、品质开始形成的时期。幼儿期个性的形成是未来个性发展的重要基础。为了让孩子在德、智、体几方面更顺利、更健康地成长，家长都会绞尽脑汁开展对孩子的引导和教育。这一阶段应该怎样呵护孩子的视觉健康呢？我们首先要了解视觉功能发展的状况。

1. 幼儿视觉功能特点与家庭自检

视觉发育正常的孩子在不同年龄的视觉水平如表1-8所列。

表1-8　视觉能力发展水平一览表

年龄／岁	视觉能力发育水平	所占比例／%
1～3	大致完成	—
3～4	巩固	67.0
4～5	完善	71.2
5～6	接近成人	81.3

2. 幼儿视觉关照的注意事项

幼儿时期是人一生中视觉功能发育最快的阶段，也是视觉功能最容易发生问题的时期。因此，如何适应孩子视觉发育并给予适宜的视觉训练，就成为家庭对孩子关照与看护的现实问题。

（1）不能让孩子做的视觉工作

① 严禁孩子看手机、平板电脑（图 1-10）。手机对孩子的视觉来说就是"万恶之源"。家长使用手机也需要有所控制，否则不让孩子看手机就会很难做到。

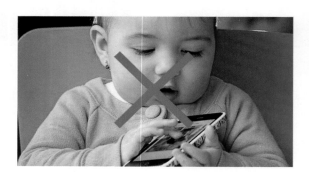

图 1-10　严禁孩子看手机

② 不能让孩子看电视（图 1-11）。1 岁的孩子只有 0.2～0.25 的视力，2 岁只有 0.5 的视力，即便是 3 岁的孩子一般也只有 0.6 的视力，此时孩子是不具备在正常视距看电视的视觉能力的。这样的视力能力，孩子不趴在电视跟前是绝对不可能看清楚的。只要孩子趴在电视跟前，电视就成为对孩子产生极大危害的第二个"万恶之源"。况且其智力水平也远未达到理解电视节目内容的能力。说通俗一点，0～3 岁看电视，纯属瞎看。

（2）关于孩子眼睛应注意的问题　孩子来到这个世界，"光"将为宝宝提供来自外界的主要信息，视觉潜在能力被发掘得越早，越有利于宝宝智力的发展。大自然是孩子最理想、最适宜的成长环境（图 1-12）。

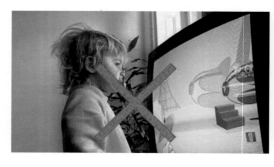

图 1-11　力戒孩子看电视

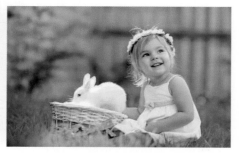

图 1-12　回归自然

但是，在引导孩子与外界接触的过程中一定要注意以下几点。

① 让孩子多看。在与绚丽多彩的世界接触中，孩子不但可以使视觉功能得到健康发育，也会促进、带动智力的发育。看的时候，加强与孩子的互动是事半功倍的方法。

② 避免强光刺激。孩子规避强光损害的能力很差，而强光作为新异刺激又极容易引起孩子注意、注视，因此家长就需要随时注意，有所预判，提前帮助孩子做好对强光的规避。

③ 在与孩子开展亲子互动游戏中，要注意与孩子的语言交流。

④ 此阶段的孩子安全意识还不强，一定要做到安全至上，防止误食、误拿，以免造成的不必要的伤害。

（3）建议

① 亲子游戏。此阶段选择玩具以色彩鲜艳、结构简单为宜。

其中幼儿拼图是最鲜艳、简单，最简便易行的视觉、动手游戏。在进行这项游戏时，家长要根据孩子的状况选择不同级别的拼图。

开始进行这种游戏之初，宜选择简单易行的图案。图1-13中的图形、数字、动物拼板都是入门级的拼图玩具。这类拼图不但锻炼了孩子的视觉能力，而且在游戏中还强化了对形态、色彩、数字、字母的识认能力。

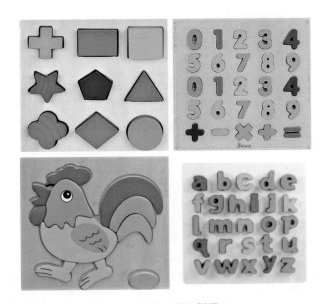

图1-13 幼儿入门级拼图

当掌握了入门级拼图的技巧和知识，可以选择更复杂一些的拼图。图1-14中的动物拼板则是进级类的拼图玩具。其中小猪佩奇、小熊维尼都是孩子们比较喜爱的卡通形象，选择这类拼图可以明显提高孩子游戏的兴趣。这类拼图有益于提高视觉的识认速度，也可以提高对这个画面的把握能力。

经过反复练习，3～4岁的孩子在30分钟左右的时间可以完成图1-15这样的拼图。

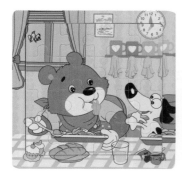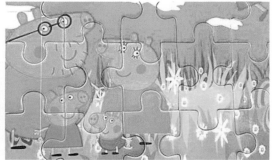

图 1-14　幼儿进阶拼图

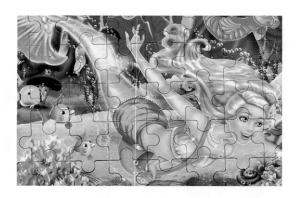

图 1-15　经过练习，3～4 岁孩子可以完成的拼图

② 使用投影仪。在幼儿教育中，幼教系统推出了大量的视频教育资料。为了利用这些教育资源，建议家长使用家庭投影仪（图 1-16）。这样就可以既让孩子接受相关教育，又可以通过较大的投影图像解决孩子趴在屏幕前去看的问题，这也就做好了手机、平板电脑对孩子眼睛危害的预防工作。

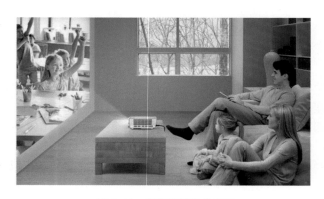

图 1-16　家庭投影仪的应用

四、学龄前期的视觉关照

　　3周岁后到上小学前（6～7岁）这一时期，人们习以为常地叫作"学龄前期"。"学龄前期"这个说法并不合理，既没有上学又没有学龄后期，哪来的"学龄前期"呢？因此，这一时期叫做学龄期前更为合理。这一时期，孩子的视觉功能进一步完善，智力也得到了极大的发育，这时在保护孩子视觉健康的日常工作就显得格外重要，根据孩子学龄期前的视觉生理特征，做好视觉健康关照，培养孩子良好的用眼习惯，做好这方面的工作将会使孩子一生享受到视觉健康益处。

1. 学龄前期视觉功能的特点

　　这一时期视觉功能全面快速发育，其裸眼视力从0.6迅速达到1.2（表1-9），6岁已经具备可与成人媲美的视觉能力。

表1-9　3～6岁孩子正常裸眼视力参照表

年龄	3	4	5	6
视力	0.6	0.8	1.0	1.2

　　这一阶段的孩子的视觉功能是伴随着空间知觉和时间观念的发展而快速发育的（表1-10）。

表1-10　3～6视觉功能发育与空间知觉、时间观念发展的对应表

年龄	视　觉	空间知觉	时间观念
3	识别物体形状、几何图形	可以辨别上、下方位	—
4	临摹几何图形，认识颜色	可以辨别前、后方位	初步（与活动关联）
5	正确认识、识别线条方向，接受指令按名称选择颜色	自我为中心，辨别上、下，前、后	区别今天、明天、昨天
6	深度觉充分发育，相对距离判断准确	准确分辨左右	区别上午、下午、晚上、前天、后天、大后天；初步认知四季

　　在这一阶段的孩子突出的特点是对图形形状、大小、方向的判断力发育很快，有的孩子会显露出观察、绘画的能力。3岁的孩子开始萌发独立的意识，已经不能满足熟悉的事物，追求对外界事物新的认识和探索，经常会要求大人讲解画册、讲故事（图1-17）。

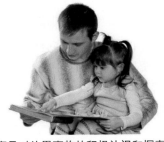

图1-17　听故事是对外界事物的积极认识和探索

2. 学龄前期视觉功能的家庭自检

对这一时期儿童视觉功能的检查，一般是以幼儿园"入园体格检查"的形式来完成的。检查的主要项目：屈光筛查、视力检测、眼位状态、颜色识别。目前，这种"视觉筛查"仅限于大城市，中小城市及乡镇则相对滞后，即便是大城市也有待进一步的完善。因此，作为孩子的家长了解一些最基本的自检常识还是十分必要的。

（1）视力检查常识　视力检查是这一时期孩子视觉功能最基本的检查项目。进行检查可以使用标准对数视力表［图1-18（a）］，也可以采用儿童视力表［图1-18（b）］。

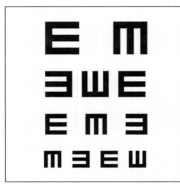　

（a）标准对数视力表（局部）　　　（b）儿童视力表（局部）

图1-18　视力表

视力检测并不难，无须细说。但是要注意：对视力表的识读、判别，不但需要孩子付出一定的专注度，而且更需要接受一定的指导、训练。不要期望未接受训练的孩子在第一次检测时就能准确无误地识读，识读出现比较大的偏差是可能的。因此，进行视力检测要做好以下功课：

① 在孩子第一次接受"入园体格检查"的视力检查前，一定要指导、训练孩子做好识读、判别的准备工作。

② 对检测结果的判定一定结合孩子检测时的状态进行综合评定，"一测定性"的做法不可取。

③ 5岁以下的孩子视力达不到1.0，很正常（参见表1-2）。

（2）视觉精细分辨力　儿童对物体细微部分的分辨能力是随着年龄的增长而不断提高的。目前，这项检测尚未列入"入园体格检查"，但精细分辨力对孩子视觉功能的重要性是不言而喻的。我们不妨通过图1-19的圆形缺口图案（图中缺口宽度小于圆形高度的$\frac{1}{5}$）来考察孩子的精细分辨力。

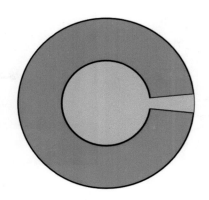

图 1-19　视觉细节分辨用圆形图案缺口

检测时要注意：对不同年龄的儿童应在与其年龄相适应的视距进行考察。有学者通过实验证实：看清缺口的年龄与视距关系如表 1-11 所列。

表 1-11　识别图 1-19 图缺口的平均距离

年龄／岁	3	4	5	6
视距／米	1.2	2.1	2.70	3.5

（3）双眼视觉检查常识　双眼视觉功能包括立体视觉和深径觉。就目前而言，孩子"入园体格检查"中是不包括双眼视觉功能检测的。但是，双眼视觉功能又是非常重要的，倘若存在异常又未及时发现，就可能造成永远无法挽回的视觉功能缺陷。对于这一时期孩子的双眼视觉功能的检查只能依靠孩子的家长完成。

对这一时期孩子双眼视觉功能的检查，使用眼科通用的立体视觉检查图显然是行不通的，只能依靠两种策略来完成。

① 第一种策略：观察孩子日常活动。

图 1-20 ~ 图 1-22 是观察孩子日常活动中双眼视觉功能状况的最好时机。

其中，图 1-20 是难度比较小的一种活动，假如孩子能够扶着车准确地抬腿上下车，就说明孩子的立体视觉、深径觉没有太大的问题。

图 1-21、图 1-22 所示是难度较大的活动。假如孩子能够用叉子、筷子准确地叉取、夹取食物，就说明孩子立体视觉功能、深径觉是正常的。

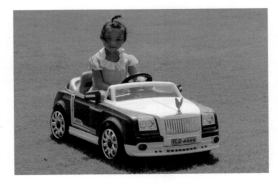

图 1-20　孩子准确无误地上下车

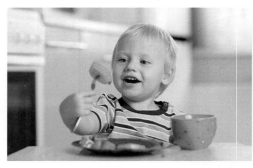

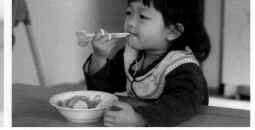

图 1-21　孩子用叉子准确叉取食物　　　　图 1-22　孩子用筷子准确无误夹取食物

　　这三种活动中最值得推荐的活动是用筷子夹取食物。这种活动可以很有效地锻炼手指的小关节的灵活性，这对孩子的智力、思维能力的发展有着重要的意义。

　　② 第二种策略：观察孩子看东西时的头位。

　　可以通过观察孩子看东西时头位间接了解孩子双眼视功能的状况。倘若孩子有习惯、强制性的偏头、歪头现象（图 1-23），就有可能存在双眼视功能异常的情况。一旦发现存在异常，就应当采用第三种策略对双眼视功能做进一步检查。

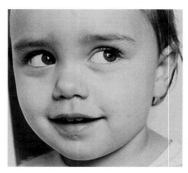

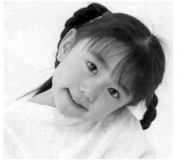

图 1-23　看东西时有偏头、歪头习惯有可能存在双眼视功能异常

　　③ 第三种策略：选择拿取测定。

　　可以选取 2 ~ 3 个小玩具，不宜过多，年长儿童可以增加到 5 个。

　　如选用图 1-24 中的回力汽车作为拿取的对象，测定时，要向孩子下达拿取某一颜色汽车的指令。孩子听到指令毫不犹豫准确拿取相应颜色的小车，说明孩子的双眼深径觉正常，双眼视功能没有异常。倘若拿取时有第一次拿不准的游移现象，则说明深径觉不良，有可能存在双眼视功能异常，则需向幼儿保健医生进行咨询。

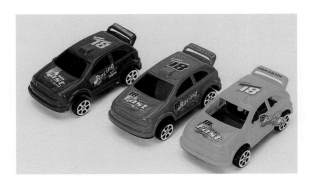

图 1-24　儿童回力小汽车

（4）眼位观察　眼位观察也是这一阶段考察孩子视功能的重要内容。眼位的家庭检查采用的是肉眼直视的方法。检查时要注意：对孩子远距离（3～5m）、近距离（约0.33m）分别观察。

常见的眼位异常如图 1-25 所示，最常见的为内斜视，其次为外斜视。斜视也有单眼、双眼之分（图 1-26）。

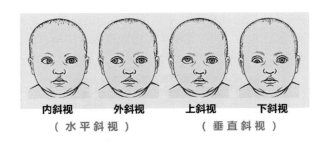

图 1-25　儿童斜视的类型

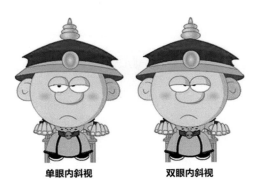

图 1-26　斜视有单眼、双眼之分

斜视会影响到儿童生理和心理的发展，应做到早发现、早治疗。儿童斜视大多是先天造成的，一旦发现，应到儿童眼科进一步检查并接受相应的治疗。

3. 学龄前期视觉关照的注意事项

这一阶段的孩子，在视觉关照方面除继续坚持幼儿阶段（1～3岁）的关照以外，还应当根据新阶段的一些特点，进行有针对性的关照。这一时期，除了需要继续强调"回归自然"这一方向，还要注意这一阶段孩子"学习"的问题。这里说的"学习"更大程度上是指"学习准备"，在学习准备上应当注意以下几个方面。

（1）学习内容和目的

① 学习内容。这一阶段的孩子必然要学习一些语言、文字、数学等方面的知识。但是，在内容上必须注意，这时要学的知识不应是小学课本的照搬。目前各地都编写了幼儿园小、中、大班的教材，这类教材一般分为语言、数学、艺术、科学、社会、健康等分册（图1-27）。孩子过早接触小学课程体系，往往会导致进入小学后学习兴趣下降。

② 学习目的。这一时期孩子的学习目的，最主要的是掌握学习的最基本方法和技巧。

③ 教学方法。这个时期的教学方法应采用在互动游戏中展开教与学。对刚刚进入这一情景教学的孩子，应让其在游戏中体验到学习的乐趣，并掌握所学的知识。随着时间的推移年龄逐渐增大，则应逐渐减弱游戏在教学中所占的比例。

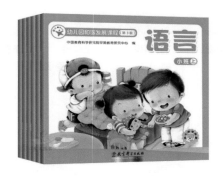

图1-27　幼儿园课程教材

（2）养成良好的学习行为　这一年龄段的学习，自然离不开看书、写字，而看书、写字姿势则是很值得关注的一个问题。因为姿势不管正确与否，一旦养成就很难更改。因此，引导、训练孩子以健康的姿势看书、写字是有益于孩子一生的事。

① 正确读书姿势的养成　图1-28左图趴在地上看书，很容易导致身体的疲劳，图1-28右图趴在课桌上看书，一旦养成习惯则会导致脊柱的变形。

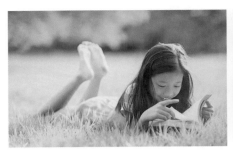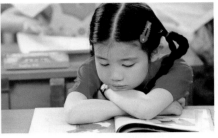

图 1-28　不宜采用的读书环境与姿势

　　两个姿势在视觉上共同的问题是眼睛距离纸面的距离过近，应当说这是不可忽视的导致近视发生的一个重要原因。正确的读书姿势应如图 1-29 所示。

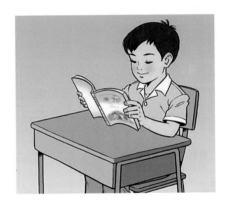

图 1-29　正确读书姿势

　　② 正确执笔姿势　图 1-30 是典型的不良写字姿势，低头屈颈，眼睛距离纸面过近，这既是导致近视发生的写字姿势，也是近视发生后，在戴眼镜条件下近视度数仍旧"疯长"的原因所在。

　　图 1-31 是符合健康卫生要求的写字姿势与执笔方法。

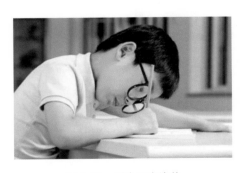

图 1-30　不良写字姿势

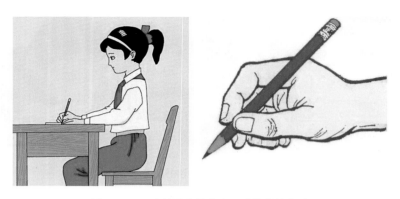

图 1-31　正确的写字姿势和正确的执笔方法

　　将读书、写字综合起来，公认的符合健康卫生要求的姿势如图 1-32 所示。简单说就是：

　　① 1 尺（眼与纸的视距：1 尺）；

　　② 1 寸（指端与笔尖的执笔距离：1 寸）；

　　③ 1 拳（胸与桌面的距离为一拳）。

　　这里需要说明的是：因环境条件不尽相同，胸与桌面的距离会有差异，但①、②则是硬性指标。

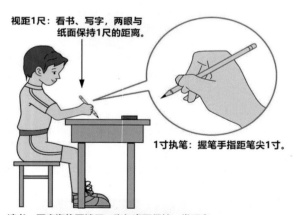

视距1尺：看书、写字，两眼与纸面保持1尺的距离。

1寸执笔：握笔手指距笔尖1寸。

读书、写字姿势要端正；胸与桌面保持一拳距离。

图 1-32　公认的看书写字的标准姿势

　　（3）不宜让孩子养成玩手机、看电视的习惯　此阶段的孩子思维、智力已经获得很大的发展，可以理解一些故事的情节内容，因此会对鲜艳色彩变幻的动画产生很大兴趣。但此阶段的孩子的视觉功能尚未到能长时间注视手机、看电视的水平。应当说，把手机当玩具玩是最不宜采取的做法。导致孩子眼睛趋向于近视方向发育的倾向性，大多就是在其过于专注手机的画面的十几分钟里造成的，这往往就是孩子在家长不知不觉中已经是近视的原因。

确切地讲，家长只要让孩子掌握符合健康卫生要求的读书、写字的方法，不让孩子养成玩手机、看电视的习惯，就是为自己的孩子在预防近视上做的最为卓越的工作。

（4）**学习环境的适应**　学校的生活、学习环境与家庭的环境是有很大区别的，要想让孩子顺利地跨过从家到学校这一个"坎"，以最佳状态融入未来的学校生活，进入幼儿园学习、生活（图1-33）则是完成这一过渡的最佳方式。

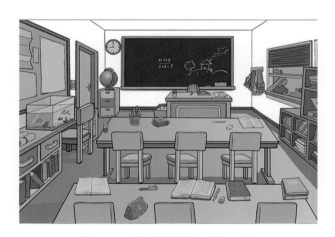

图1-33　幼儿园的生活、学习环境

（5）**学习习惯：适应、习惯生活与学习的节奏**　这一阶段的孩子在作息时间上，大多都会迥异于小学的作息时间，这就要求家长在这一阶段将孩子的作息时间逐渐调整到与"小学作息时间表"（图1-34）一致的状态。这是让孩子尽快适应、融入小学生活、学习必须要做的一件事。

孩子的视觉功能正常发育是家中的大事，更是关系孩子一生的问题，做好孩子不同时期的视觉卫生保健事务，家长就不会为孩子眼睛未来的发育发愁、后悔，就能够为孩子有一双敏锐的眼打下最坚实的基础。

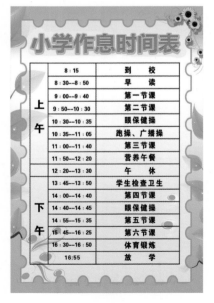

图1-34　小学作息时间表

第二章

孩子的眼
本不应当近视

一、孩子为自己带来一双什么样的眼?

孩子出生时，眼的屈光是什么状态呢？可以确切地讲，除个别早产儿、发育障碍的婴儿，不但基本上都是远视眼，而且远视的程度还不低，可达到 +3.50D，即远视 350 度（有的报道为 +2.00D~+3.00D）。这种出生时就存在并延续相当长一段时间的远视状态，叫作"生理性远视"。表 2-1 中所显示的就是从出生到 13 岁生理性远视的参照值。

表 2-1 　0 ～ 13 岁生理性远视的参照值

年龄 / 岁	屈光度 /D	年龄 / 岁	屈光度 /D
出生	+3.50	7	+1.75
1	+3.25	8	+1.50
2	+3.00	9	+1.25
3	+2.75	10	+1.00
4	+2.50	11	+0.75
5	+2.25	12	+0.50
6	+2.00	13	+0.25

少年儿童生理性远视现象反映在两个方面的原因:

（1）**生理性因素** 少年儿童的视觉器官与功能正处于生长发育期，生理性远视是视觉功能正常发育的一个条件。

（2）**环境因素** 从人类的进化历程考察，从古猿到人的进化过程中（图 2-1），为了生存、规避风险，首先需要适应的是远距离视觉的需求。因此，婴幼儿的生理性远视实质上是一种很远古的生理性遗传现象。

少年儿童从出生时的生理性远视眼发育到正视眼的过程，既是视觉生理发育的结果，也是人眼对环境适应、进化的结果。可以确切地说，眼睛原本是更适宜看远的视觉器官。

这在现实生活中有非常明确证据。例如，非洲人中绝大多数是远视眼，发生近视的人极为罕见，亚洲人中近视眼的人则司空见惯；生活在农村的人明显比生活在城市的人的近视眼要少得多。这足以说明，生活环境的视野范围与眼睛的屈光状态是密切相关的。

从以上简单的介绍应当可以得出结论：绝大多数孩子出生时，为自己带来的是处在发育中并指向正视眼目标的眼。凭着这样的条件，孩子的眼睛本应发育成正视眼。但现实却很严酷，有相当多的孩子最终成为近视眼，还有一些孩子成为弱视眼。为什么良好的条件没有得到良好的结果呢？在其成长的过程中到底是什么样的因素，通过什么方式影响了孩子眼睛的正常发育？这是我们应当思考的问题。

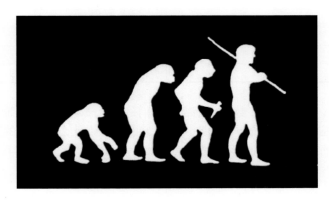

图 2-1　从古猿到人的进化

二、婴幼儿的远视储备

从表 2-1 中可以发现一个规律：随着年龄的逐渐增长，其生理性远视的屈光度会逐渐减少，减少的幅度为 0.25D/ 年。当然，不同的孩子由于个体、环境的差异，会略有不同。

那么，对孩子眼睛未来的屈光状态应该怎样预测呢？首先我们应认识到，孩子在正常发育状态中，只要没有发育成熟就应当是远视状态。孩子眼睛的远视屈光度数值就叫作"远视储备"，目前公认的"远视储备"的参照值见表 2-2。

表 2-2　不同年龄的远视储备参照值

年龄 / 岁	远视储备 /D	年龄 / 岁	远视储备 /D
3	+3.00 ↑	6	+1.00~+1.50
4	+2.00~+2.50	7	+0.50~+1.00
5	+1.50~+2.00	8	0.00~+0.50

当孩子眼睛的远视度与表 2-2 中的数值基本一致时，其未来将是正视眼；若孩子的远视度高于表 2-2 中的数值，其未来将是远视眼，高的程度越大其未来的远视程度也会越高；倘若孩子的远视度低于表 2-2 中的数值，孩子眼睛未来将是近视眼，低的程度越大，其未来的近视程度也会越高。以 5 ~ 6 岁为例，其屈光度与未来屈光发展趋势见表 2-3。

表 2-3　5 ~ 6 岁屈光度与未来屈光发展趋势

5~6 岁屈光度 /D	未来屈光发展趋势
+2.00 ↑	中、高度远视眼
+1.50~+2.00	远视眼
+0.50~+1.50	正视眼
0~+0.50	近视眼
0 ↓	中、高度近视眼

综上所述，对于绝大多数孩子而言，他们是带着一双趋向正视眼发展的远视眼来到世上的。应当说，孩子原本的条件是良好的，但为什么这么多的孩子会最终出现视力不良，而视力不良的情况还是非常严重的（图 2-2），下一节我们就讨论这个问题。

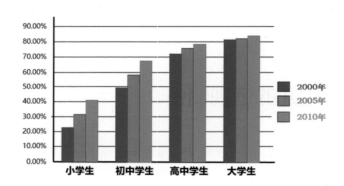

图 2-2　中国青少年视力不良率概况

第二节　孩子的眼不应当是近视眼

一　人眼为什么会演变成近视眼呢?

　　什么原因最终导致我们的眼睛变成了近视眼了呢? 目前的研究结果开列了很多因素。那么，到底是什么原因决定了近视的发生，截至今天这个最关键的问题还只能是疑问。

　　但是，近视的发生和近距离视觉工作的密切关系则是非常确切的，这也是科学与医学界的共识。在现代社会中，我们的生活、工作环境已经发生了很大的变化（图2-3），在摆脱原生态的生存斗争后，又从纸媒办公发展到电子办公，近距离工作的负荷也在不断加大。

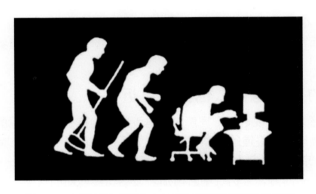

图 2-3　人眼需要对现代社会工作环境的视觉适应规律

　　原本适宜远距离工作的眼睛在整天面对电脑、手机的情况，就需要用增大调节力的付出来面对现实。此时，眼睛的状态是不舒适的，视觉疲劳也必然会发生。处于这种状态的眼睛作为一种生物器官，对于这种近距离视觉需求环境的胁迫，就要去适应现实环境，这就是人眼的生物适应。当眼睛在看近时通过增加眼球前后径长度的办法，使调节负荷下降，就达到了在裸眼状态下不使用（或少使用）调节力的目的。眼睛不用（或少用）调节力就可以完成近距离工作，当然会舒适很多，但是近视也就发生了。

小小的孩子，为什么会近视？

1. 近视发生低龄化是总的趋势

据保守估计，到2020年我国近视患病人口会达到7.04～7.11亿。最新证据表明，近视的发生具有逐步低龄化的特点。教育部2014年全国学生体质与健康调研结果显示，目前我国小学生视力不良率为45.7%、初中生为74.4%、高中生为83.3%、大学生为86.4%，其中85%～90%为近视。相比之下，美国青少年的近视率约为25%，澳大利亚仅为1.3%，德国的近视率也一直控制在15%以下。为什么我国学生近视的比例这么高，目前比较一致的看法是：沉重的学业是谋杀孩子视力的凶手。

课业负担重造成近视眼的原因，归根结底是：长时间持续近距离用眼导致眼睛调节力负荷过重所致。虽然教育界、卫生界的专家、学者都在呼吁要减轻学生的课业负担，国家教委在1988年就发布过《关于减轻小学生课业负担过重问题的若干规定》，但是多年以来的问题是"呼吁归呼吁，规定归规定"，学生的"课业负担"依旧很重。

应当说，广大教育界、卫生界的有识之士都已经认识到沉重的"课业负担"是近视低龄化和近视发生率不断攀升的万恶之源，但是对怎样解决这个问题还没有行之有效的良策。很显然，没有行之有效的办法，呼吁、规定终归要流于应付和形式。就目前的现实而言，应当说近视低龄化和近视发生率不断攀升的趋势还将会持续一段时间。

2. 没上学的孩子为什么也会发生近视

上学的孩子发生近视，尚可理解，但是没上学的孩子发生近视的比率也在逐年增多。《中国青年报》报道的一项调查报告显示：刚入学的上海儿童的近视患病率已接近10%。北京大学研究人员表示，近视影响了中国超过三分之一5岁以上人口，这一比例大大高于西方，且仍在不断增加。显然学龄前期的孩子不应该存在"课业负担"沉重的问题，但在大环境的影响下，家长都会为"不能让孩子输在起跑线上"而对孩子进行各种各样的学前教育。这种过早进行系统阅读、学习有时是很残酷的，例如"4岁孩子能背千首唐诗"。正是这种过早在"起跑线"上的拼搏，让还没上学的孩子就"沦陷"到沉重的"课业负担"中。

 ## "课业负担"沉重会对孩子造成的影响

众所周知，"课业负担"沉重在身体、精神等方面对孩子的影响是不良的。对于"课业负担"在视觉方面的影响是怎样的，知道的人并不是很多，否则，人们就不会对预防近视这项工作表现得这样淡漠。

"课业负担"沉重在视觉上造成的最直观的现象就是：长时间持续近距离作业。这种现象的背后，至少有 3 种生理因素发生了改变。

1. 调节负荷增大

看近，双眼就会汇聚，眼睛的瞳孔变小、睫状肌收缩、晶状体变凸，这就是眼睛的近反射。"课业负担"沉重对孩子的第一个影响，就是眼睛长时间持续看近的时间延长（图 2-4）。这就会导致眼睛必须做持续的近反射，原本适宜看远的眼睛也就被束缚在持续应对现实的看近视觉作业中。天长日久的持续调节、集合适应，必然导致眼睛的功能发育向适应这种近距离工作状态的方向倾斜，孩子的眼睛向近视发展就成了一种必然的趋势。

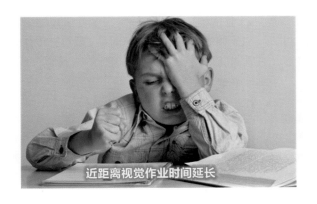

图 2-4　"课业负担"沉重的第一个影响

2. 视野减小、空虚视野现象

"课业负担"沉重对孩子的第二个影响是：视野减小（图 2-5）、空虚视野现象（视野层次贫乏的空间被称为空虚视野）。空虚视野导致近视发生的最典型的例子就是飞行员：飞行员在雾霾、夜间或高空飞行时，其外景是没有特征的空虚视野，飞行员注意力降低、睫状肌收缩、晶状体变凸，屈光力增强，对远处物体的成像产生困难，这就是暂时性的高空性近视状态。

很多人都曾经体验过：在较小的视野、较为单调的空间从事近距离工作后，会有看远模糊的现象，这就是"假性近视现象"。发生的原因就是睫状肌收缩、晶状体变凸、屈光力增强。成人眼睛已经定型，这种"假性近视现象"的影响就是视觉疲劳，只要离开近距离视觉环境，很快就可以恢复。

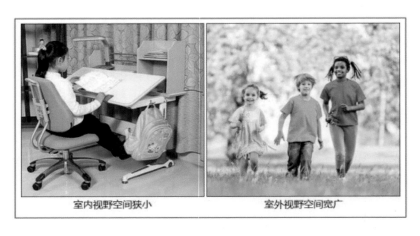

室内视野空间狭小　　　　　　　　室外视野空间宽广

图 2-5　"课业负担"沉重的第二个影响

但是，孩子在承受"课业负担"时，同样需要在视野小、空间"空虚"的状况下从事近距离工作。此时，孩子眼睛处在生长发育时期，可塑性很强，在没日没夜的"课业负担"下，日复一日的"假性近视现象"就把孩子的眼睛塑造成近视眼了。

3. 光照不足

室内的照明条件相对较弱，室外的光照条件充分，两种照明状况会对眼睛产生什么作用呢？实验已经证实：强光对近视的发生有抑制作用。其作用机制被认为是：强光可以增加视网膜多巴胺合成，并在细胞水平上激活 D_1 受体，对精细视觉的输入产生影响，能够抑制眼球前后径的增长。如图 2-6 所示。

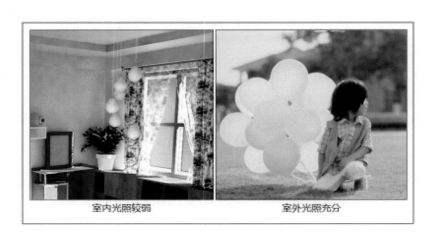

室内光照较弱　　　　　　　　　　室外光照充分

图 2-6　"课业负担"沉重的第三个影响

在孩子处于发育成长的过程中，"课业负担"是否造成了以上三种作用，有可能就是他们会不会发生近视、发生近视后度数增长快慢方面很值得关注的问题了。

四、 减轻"课业负担"需要新的思路

　　"课业负担"对孩子的不良作用无人不知、无人不晓，但就是没办法改变，也很少有人不让孩子承受沉重的"课业负担"。

　　尽管专家学者们都在反复地呼吁要减轻"课业负担"，但结果则是呼吁很难落在实处。应当说，这与教育领域多年以来的潜在理念和做法有着密切关系。

　　从教师来说，其业绩、荣誉评定等各方面均与学生的"分"有着千丝万缕的关系，这使得教师不太敢真的减轻"课业负担"。

　　从家长来说，孩子一旦"分"不争气，不但会被老师请去，还会影响升学，家长不但不能去减轻"课业负担"，还可能会通过"补习班"来进一步加重"课业负担"（图2-7）。这就是减轻"课业负担"这项任务的艰难所在。

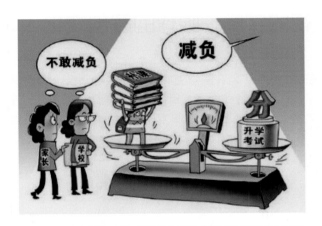

图2-7　家庭的加码是"课业负担"沉重不可忽视的因素

　　明知"课业负担"减不下来，还在年复一年地呼吁，这样的呼吁就显得很苍白。既然明知减不下来，是不是可以换一个思路：是不是可以用实在"方法"代替"呼吁"呢？倘若可以提供一些简易、可行措施，让孩子通过一定的方式和方法去适应"课业负担"，这应当是最好的解决"年复一年呼吁"和"课业负担"间矛盾困境的办法。

第三节 近视眼能不能恢复？

眼睛前后径既然能变长，那能不能在变短呢？目前，人们一直在寻找能让眼睛前后径重新缩短的办法。

一、 近视的实质：眼球的解剖变化

人们通常说的"好眼"，在医学上叫作正视眼。那么，近视眼和"好眼"有什么不同呢？应当说细节上的变化很多，但最突出的是眼球的前后径变得略长一些（图2-8中的 A）。这一变化就是近视眼最根本的变化，近视眼的视觉上的症状均源于这一改变。

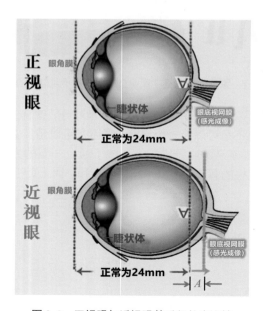

图 2-8　正视眼与近视眼前后径长度比较

二、 近视眼最突出的症状：视力变化

　　近视眼在视觉上的变化,最突出的问题就是视力下降,即看远距离目标看不清楚,这是为什么呢?

　　眼外的光线进入放松的正视眼后,恰好汇聚在视网膜上,我们也就会得到一个较小的清晰视像（图2-9上图）。但是,当眼外的光线进入放松的近视眼,光线汇聚时并未到达视网膜,清晰的视像落在了视网膜前,汇聚后的光线呈发散状态前行至视网膜,留在视网膜上的只能是较大的模糊视像（图2-8下图）。这就是近视眼看远看不清楚的道理所在。

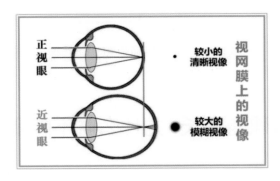

图 2-9　正视眼与近视眼视像比较

三、 近视眼：屈光学的变化

　　近视眼的屈光变化,是由眼的前后轴变长引起的,只有理解了这个道理才能正确理解近视眼的屈光问题。

1. 近视眼像一个凸透镜

　　与正视眼比较,近视眼是凸透镜,还是凹透镜呢? 很多人一定会说是凹透镜。实际上这个回答是错误的。近视眼的眼球变长（图2-10的 A）,相比较于正视眼,就是中心变厚了,很显然这是凸透镜。

2. 近视眼的度数为什么不是"＋"号,而是"－"号呢?

　　凸透镜在光学上使用"＋"来表示的,近视眼像凸透镜为什么就不用"＋"来表示，而要用"—"来表示呢？这是因为，近视眼的定度不是用眼球的长度改变（不同的人会有一定差异）来确定的，而是用矫正近视眼的透镜的屈光力来确定的。这也就是说，近视程度不是用眼球的改变程度来表示的，而是用矫正的凹透镜的屈光力来表示的，这就是"—"来标记近视程度的原因。

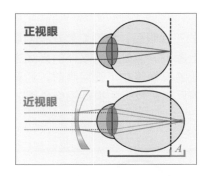

图 2-10　正视眼与近视眼的屈光比较

 人眼球能变长，为什么就不能变短？

相当多的人都渴望能把变长的眼球重新缩短。眼球既然能变长，那能不能再缩短呢？

1. 生理上的弹簧效应

（1）弹簧效应　弹簧的效应如图 2-11 所示。当弹簧被压缩，其长度就会缩短；取消压缩即会回弹到其原始状态。但是，弹簧在被过度拉长时，弹簧长度增加；解除对弹簧的压力，弹簧就不会回缩到其原始的状态。

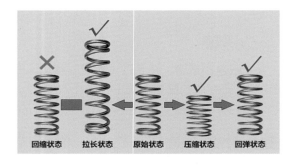

图 2-11　弹簧效应

（2）人眼也有类似的"弹簧效应"　人眼在注视物体时，使用的调节力为：$\frac{1}{a}$（a 为视距，单位为 m）。图 2-12 显示的就是人眼注视不同距离所使用的调节力。从图中可以看出，在注视有限距离的物体时，我们的眼睛就需要付出相应的调节力。但在看无穷远的目标时，无调节力可用。正视眼的远点在 ∞，近视眼的远点在眼前的有限距离。这种情况与"弹簧效应"极为相似。

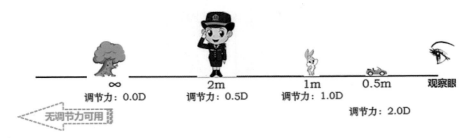

图 2-12　注视距离与调节力的关系

2. 眼球能变长，但不能缩短

（1）眼球变长的简单道理　当眼睛看近时，睫状肌收缩（图 2-13 中的蓝箭头），眼内压力增大自然就会向前（图 2-13 中的小燕尾箭头）、向后（图 2-13 中的大燕尾箭头）挤压眼球的球壁，在眼内压力的作用下眼球前后径自然就会有一种变长的势能，天长日久、日积月累，眼球前后径的变长就是不言而喻的了。可以说，眼球前后径变长，就是睫状肌持续过度收缩的一个结果。

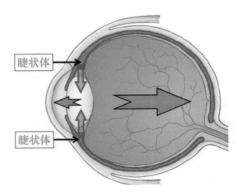

图 2-13　睫状肌收缩迫使眼球内向前、向后的压力增大

（2）眼球前后径不能变短的原因　眼球能变长，能不能变短呢？倘若眼球要像图 2-14 中红燕尾箭头的指示的方向缩短，睫状肌在原位具有图中黑色箭头所指示的向外扩张的力量。但是，这种力量正好是睫状肌所不具备的，因此从生理学的角度讲，

眼球前后径不能变短。

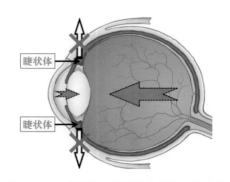

图 2-14　睫状肌没有从原位向外扩张的力量

五、怎样才能保证孩子有一双敏锐的眼

让孩子享有一双敏锐的眼，是每一位家长都想要的结果，那么怎样才能达到这一目标呢？总体上讲，应做好以下几个方面。

1. 珍惜孩子眼睛的良好的先天条件

应当说，绝大部分孩子出生时带来的眼睛都具有比较好的先天条件。这就是说，孩子为自己眼睛的健康发展所奠定的基础是良好的。对于这种良好的基础，家长要予以珍惜，对近视的预防工作一定要有图 2-15 中的必备意识，否则一旦疏忽，就可能会导致"良好条件"不可恢复性的丧失。

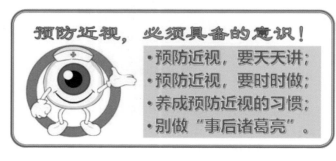

图 2-15　预防近视必须具备的意识

2. 眼睛呵护要从小做起

如何做好近视眼的预防工作并呵护好孩子的眼睛，力争让孩子最终享有一双最佳状态的眼，需要家长从孩子来到世上之时，就要承担起对孩子眼睛的关注与呵护责任。当然，这种呵护的确是有一定难度的：如何在百忙中做到让孩子得到有效的视觉健康呵护。但是，这是家长责无旁贷的责任，不管多忙，也应当把这件事做起来，并做到实处。

3. 预防近视要从一点一滴做起

预防近视就要从孩子一点一滴的日常生活入手，这里的问题是：家长可能并不清楚应当怎样做。目前也没有人有责任、有义务告诉家长应当怎样做，做什么。近视一旦发生，就是板上钉钉的事了，着急上火是没有用的。

4. 已经近视了，就应当正确面对

孩子一旦近视了，后悔于事无补。此时，家长要做的就是面对现实，关键是想明白以下几件事情，否则，不但浪费了心力，还会使亲子关系紧张，而且还会浪费钱财。

（1）一旦近视，恢复的可能性只能是一种期望值。

（2）一旦近视，戴眼镜是最安全、最有效获得矫正视力的办法。

（3）一旦近视，不戴眼镜会影响孩子的智力发展。

（4）戴眼镜也要讲究科学。

关于预防、控制近视到底应当怎样做，会在后续章节中一一给予解答。

第三章

屈光不正的早发现、早矫正

孩子在什么年龄进行第一次屈光检测才合理呢？我们先从一个 4 岁幼儿的屈光检测的报告单来看这个问题。

一个4岁幼儿屈光检测结果的提示

图 3-1 是一张 4 岁孩子屈光检测后给家长发出的通知单（按原件重新复制编辑）。

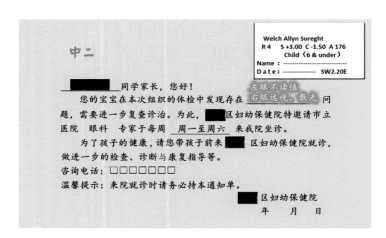

图 3-1　4 岁幼儿检测结果的家长通知单

根据通知单右上角小单，可以看出检测是通过电脑验光仪进行的。通知单中报告：右眼远视、散光；左眼不读值。其中，右眼"S+3.00 C-1.50 A176"转换成视光学的最终处方形式应为"S+1.50 C+1.50 A86"，其综合屈光指数应为 S+2.25D（即 225 度），对照表 2-1 大致正常。

但是左眼则是"不读值"，"不读值"就是电脑验光仪没有检测数值显示，原因有两个：

① 眼睛的度数超过了仪器的检测范围（-18D~+23D）；

② 仪器的检测光无法投射到眼底。

不管是哪一种情况，对于这个孩子都不会是小问题。

因此，对孩子进行屈光检测是儿童健康非常重要的一项检测，没问题当然好，一旦有问题，处理不当就会导致孩子终生都很难恢复的不良视觉状况。

二、儿童屈光检测使用什么样的仪器

对儿童进行屈光检测的仪器通常叫做"视力筛查仪"。实际上这类仪器只能检测眼的屈光，并不能检测视力，冠以"视力"的名称纯属误传。

1. 儿童屈光检测常用的检测仪器

对年幼儿检查屈光一般均使用屈光筛查仪，最常见的屈光检测仪器有"莫廷屈光筛查仪（图3-2左）""希玛屈光筛查仪（图3-2右）""莱登屈光检测仪（图3-3，其性能参数如表3-1）"。

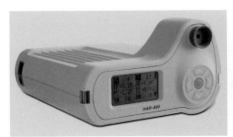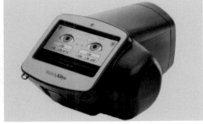

图3-2　手执电脑屈光筛查仪

表3-1　莱登屈光检测仪性能参数

柱镜范围	-12D ~ +12D
球镜范围	-18D ~ +23D
轴向	1° ~ 180°
顶点距离	0mm、12mm、13.5mm、13.75mm、15mm、16mm
最小瞳孔直径	2.5mm
电源	AC 100V、120V 或 230V（50/60Hz）
数据传输	RS-232C，红外无线
仪器重量	1020g（电池：180g）
仪器尺寸	163mm（W）×226mm（H）×236mm（D）

对年长儿进行屈光筛查、检测一般均使用坐式电脑验光仪（图 3-4）。

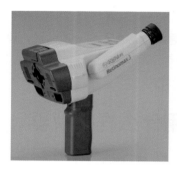
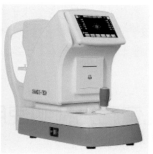

图 3-3　手提电脑验光仪　　　　图 3-4　坐式电脑验光仪

2. 屈光筛查仪"误报数据"须知

目前，屈光筛查仪偶尔会报出"9.99"这样的数据（图 3-5），多见于散光数据，其次是球镜，既有"＋"也有"－"，只要看到这样的数据，就说明检测出现了偏差（这种情况还可能会连续出现）。倘若检测报告单上出现"9.99"，应对孩子的屈光状态进行重新检测。

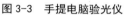

图 3-5　最常见的"错误"报告

三、儿童屈光筛查应当注意的问题

1. 预先演练，让孩子适应检测要求

幼儿第一次接受屈光检测的时间，是孩子进幼儿园前的体格检查，这时的孩子恰值 3 岁左右，正处于第一个逆反时期，独立、自我意识开始发展，学会用"我""我

的"来表达自己的愿望和要求，按自己的方式行动，不愿意让别人来干涉他们的事，表现出执拗、任性。而屈光检测又是一项需要被检测者高度配合的检测，倘若不事先予以演练，这项检测很难正常进行下去，但不检测又是不行的，因此就很容易导致检测偏差。因此，在准备进行入园体检前，一定要对孩子进行两项能力的演练。

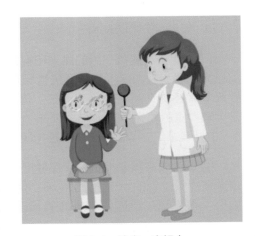

图 3-6　验光、查视力

（1）**主动配合**　孩子的主动配合不只体现在"验光"一项活动中，应当属于日常普遍的一种行为模式，因此培养孩子主动配合并完成一项任务的能力格外重要，这不但对体格检查的顺利进行有益，而且对孩子的成长也有不可估量的作用。

（2）**识读视标**　为了验证屈光检测结果的可信度和检测裸眼视力的需要，还需要让孩子掌握识读视标的技能。识读视标的训练可以通过亲子游戏的方式（图 3-6）来进行，这种让孩子在游戏中掌握技能的方法，是保证孩子顺利接受屈光检测、视力检查最为理想方法。

（3）**检测时不能急**　期望孩子像大人一样，顺顺当当、快速完成屈光检测还是有一定难度的。检测者、家长都需要耐心，和孩子在良好的互动中完成检测任务，让孩子在兴趣盎然中接受检测是检测获得高精度结果的保证。如图 3-7 所示。

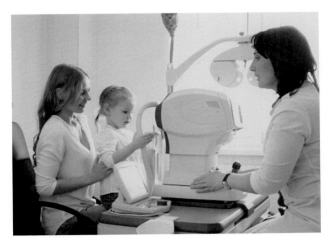

图 3-7　幼儿在兴趣盎然中接受屈光检测

2. 屈光筛查的意义

（1）**初步了解孩子眼的屈光和视力状况**　通过屈光筛查，可以大致了解孩子眼的屈光状况和视力状况。孩子的情况是否正常，不能用成人的标准来衡量，一定要参照本书表 2-1 和表 1-2 来评价。例如 +3.00D（即 300 度远视），在成年人这已经是比较严重的屈光不正了，在约 35 岁时就会发生近距离阅读困难的问题；而对一名 3 岁的儿童来说，这是很正常的屈光状态，也是未来发育成为正视眼最佳的基础条件。

（2）**为未来孩子视觉健康保健提供依据**　以屈光筛查的结果为依据，就可以清楚未来视觉发育的大致方向。以检测结果作为视觉健康保健的起点，通过制定、实施相应的措施，就可以为孩子发育最理想的视觉状态提供不可或缺的基本保证。

（3）**存在可疑情况应及时接受正规检测**

① 屈光筛查中不能显示检测数据，或反复出现"9.99"这样不合理的数据。
② 筛查结果与表 2-1 的数据存在 ±0.75D 以上的偏差。
③ 孩子的裸眼视力低于表 3-2 所对应值。
④ 孩子眼位存在明显异常。

表 3-2　幼儿裸眼视力参照标准

年龄	3	4	5	6
视力	0.6	0.8	1.0	1.2

第二节　　孩子的屈光不正

 什么是屈光不正?

1. 屈光不正指的是什么？

　　人眼的屈光不正，就是眼睛的前后径长度改变后导致成像位置改变的视光学现象。当把眼球倒立起来（图 3-8）看，对屈光不正就会更容易理解：眼球的个子有高有矮，个子长得恰好的就是正视眼，个子矮的就是远视眼，个子高的就是近视眼。

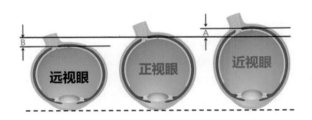

图 3-8　眼球也有个子高、个子矮的问题

2. 屈光不正不一定是病

　　人的个子有高有矮，高个子、矮个子都不一定是病。例如，姚明 2.26 米、潘长江 1.6 米，两人的智力出奇的好，这样的高、矮就不能称为病。那么眼球的高矮不同怎么就会是病了呢？

　　人们眼球高矮不尽相同，但绝大部分都不是病，什么情况才能把眼球高矮变化称为病呢？大致上讲有以下两种情况：

　　① 与生俱来，远视力明显低下，伴有典型眼球解剖组织结构改变；

　　② 与一些疾病存在因果及伴随关系的屈光不正，如圆锥角膜、眼球发育不良、外伤、占位性病变等导致的屈光不正。

　　将所有存在屈光不正的人一律称为"病人"，是一种很不严谨的科学"臆说"，是不宜提倡的说法。

二、屈光不正种类

儿童、少年的屈光不正可以分为以下几类。

1. 单纯性屈光不正

是指不带散光及伴有 ≤ 0.50CD（柱镜度）散光的屈光不正眼，这样的眼叫做单纯近视眼、单纯远视眼。

2. 复性屈光不正

是指伴有 > 0.50CD 散光的屈光不正眼，这样的眼叫做复性近视眼、复性远视眼。

3. 混合性散光

指在互相垂直的两个方向上分别表现为近视屈光状态、远视屈光状态的眼。

4. 屈光参差性屈光不正

目前公认的成人屈光参差标准为：≥ ±2.50D（有人主张 ≥ ±2.00D）。但这个标准用在儿童、少年则是不妥当的，处在眼球、视功能发育时期的孩子出现屈光参差并发症的屈光度比这个标准明显要低。但是，要注意目前仍有不少综合性医疗部门在执行这一标准。

全国儿童弱视斜视防治组 1985 年提出以两眼屈光度球镜度参差量 ≥ ±1.50D、柱镜度参差量 ≥ ±1.00D 为试行标准。

 ## 三、孩子未来眼屈光状况的预测

怎样预测孩子眼睛未来的屈光状况呢？请参见图 3-9。

图 3-9 的使用方法如下。

例如，2 岁时孩子生理远视为 +3.00D，未来就可能发育为正视眼；倘若此时屈光度为 0.00D，其未来的发展则至少为 −3.00D（即 300 度近视）。

再如，6 岁时孩子生理远视为 +2.00D，未来就可能发育为正视眼；倘若此时屈光度已经为 −2.00D，其未来的发展则至少为 −4.00D（即 400 度近视）。

评估：假如最终结果与预测情况相符，说明眼睛保健、合理用眼做得非常到位；倘若最终结果与预测情况不符，例如预测为 −4.00D，但最后却发展到 −6.00D，则说明眼睛保健、合理用眼做得不理想。

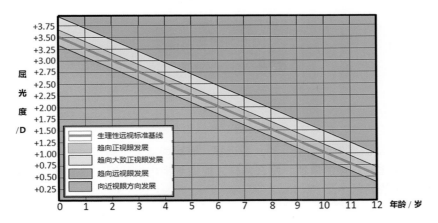

图 3-9 孩子未来屈光状况预测参照表

第三节　　孩子远视的早发现

> 对于超出"生理远视"的儿童远视，有可能会发生斜视、弱视，这两种情况都是比较麻烦的事情。那么怎样才能做到尽早发现呢？这就是这一节我们要讨论的问题。

 # 远视什么时候发生?

1. 远视是天生带来的

远视是孩子与生俱来的，这在第二章中已经讲到。只要孩子的远视程度与生理性远视的数据（表 2-1）相符，就是正常的现象，只要做好眼睛的日常保护工作就可以让孩子未来有一双敏锐眼。但对以下 3 种情况则需谨慎对待：

① 远视程度高于生理远视 +1.00D 以上；

② 两眼屈光度参差量 ≥ ±1.50DS（或 ≥ ±1.00DC）；

③ 存在斜视、弱视的症状。

存在以上两种问题需向眼视光、眼科专家进行咨询，并接受相关的屈光学检测，必要时也需要接受相应的屈光矫正。

2. 远视眼是最容易被忽视的屈光不正

一般情况下，远视眼都具有非常好的裸眼视力，即便是中、高度远视眼，往往也是自我感觉良好，主动接受屈光检测的意识根本就没有。正是这种无意的忽视导致视力随时间推移在不知不觉中逐渐下降。到能自己感觉出来时，视力恢复则是极为困难的。

二、 远视的及时发现

超过生理性远视参照值的儿童远视眼（特别是屈光参差的儿童），往往会并发斜视、弱视的症状，这两种并发症都可能会导致孩子终生的视功能障碍。因此，及时发现儿童远视眼显得尤为重要。

1. "讳疾""侥幸"心理干扰远视眼的矫治

现在有一些成年人患有弱视，就是在最佳矫治年龄的矫治时机被干扰所造成的，不外乎三种原因：

① 过去，对孩子的卫生保健知识的认识、普及存在盲区。

② 人们对孩子的"讳疾"心理。倘若孩子存在眼位异常、歪头看东西的现象，家长是很忌讳被告知的。这应当是一些人留下终生视觉障碍的原因所在。

③ 一些家长的"侥幸"心理。明知自己的孩子确实存在眼位异常的问题，但一些"有经验"人会告知家长孩子大了就会好的，但是却并不清楚什么程度的"眼位异常"大了会好，什么程度的"眼位异常"大了就毁了。这是导致终生无法挽回的视觉障碍的又一种心理状态。

2. 远视眼有哪些"蛛丝马迹"

要想及时发现可能导致严重视觉障碍的远视眼，就得从孩子日常有没有以下两种表现来观察：

（1）孩子看东西的姿势 孩子在看东西时，总是采取歪着头、侧着头看（图3-10左），或经常闭上一只眼看东西（图3-10右）。

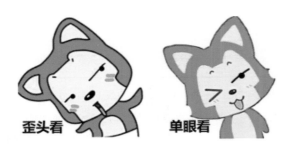

图3-10 看东西头位异常、闭一只眼

（2）孩子是否存在眯眼、揉眼的问题 远视眼的孩子相对更容易引起视觉疲劳，因此就会经常眯眼、揉眼睛（图3-11左），还会因揉眼导致眼部炎症反复发生（图3-11右）的问题。

以上两种情况都提示了孩子的眼睛可能存在视觉障碍问题的潜在可能性。发现存在这两种情况，都有必要咨询眼视光、眼科专家或保健医生。

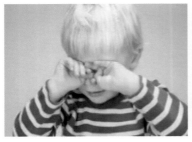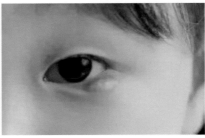

图 3-11　提示视觉疲劳：揉眼导致眼部炎症反复发生

 # 儿童远视的矫正

儿童远视眼是否需要矫正，要根据视力状况和是否存在相应的并发症来确认，表 3-3 是处置儿童远视眼的基本原则。

表 3-3　儿童远视眼临床处置原则

视力		并发症		应采取措施
正常	异常	斜视	弱视	
+		−	−	无须矫正，注意观察，定期复查
		+	+	接受相应的矫正，定期复查
		+	−	
		−	+	
	+	−	−	接受相应的矫正、视觉训练，定期复查
	+	+	+	

注：表中的视力是指与年龄相对应的生理视力（参见表 1-2）。

第四节 孩子近视的早发现

既然屈光不正了，着急上火用处不大。怎么做到尽早发现呢？已经近视250度了家长就是不给配眼镜，到底对不对？这就是这一节要讲的问题。

一、已经近视，不配眼镜是错误的！

一个孩子跟家长说：自己看不清黑板上的字，老师让去验光。验光确认孩子的眼睛是 −2.50DS（即近视250度），但家长就是不给孩子配眼镜，道理就是：一旦戴上眼镜，就摘不下来了。这里需要讲清楚以下两件事。

1. 近视，到底能看清楚多远？

近视眼到底能看清楚多远呢？简单讲，能看清楚的距离是 $\frac{1}{D}$（D 是屈光度）。近视250度，其 D 值就是2.5，能看清楚的最远距离就是眼前0.4m。好眼睛（即正视眼）能看5m远的荷塘，如图3-12中①，而这个孩子只能获得图3-12中②的影像，凭这样的图像获得的信息质量显然是极差的，长此以往必然会影响孩子思维、智力的发展。

孩子250度近视真的是看不清黑板的，不戴眼镜总有一天会影响学习成绩。这必然会导致家长期望孩子取得好成绩的愿望落空。显然家长不太清楚这个问题的利害关系。

2. 既然需要戴眼镜，为什么要考虑摘不下来？

近视的人，戴上适宜的眼镜就能看清楚，就可以获得高质量的视觉信息，而不戴眼镜就不能看清楚，就无法获得高质量的视觉信息。为什么偏要想着摘掉眼镜呢？为什么要将"眼镜"视若洪水猛兽呢？眼镜不过是一种日常用品而已。

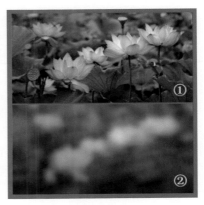

图3-12 正视眼与近视眼（−2.50D）获得视像的对比

什么是"假性近视"?

1. 眼睛会不会"抽筋"？

目前，对"假性近视"的定义是：由于用眼过度导致睫状肌持续收缩痉挛，晶状体厚度增加，视物模糊不清。我们先来分析一下睫状肌的构成。

睫状肌由三部分构成：最外层为纵行纤维（Brücke肌），中间为放射纤维（Brücke肌），内侧为环形纤维（Müller肌），均为平滑肌。平滑肌痉挛发生时，主要表现为异常剧烈疼痛，例如胃痉挛、腿肚子转筋，这种情况很多人都有亲身体验。既然睫状肌也属于平滑肌，其痉挛发生时也应当伴有剧烈的疼痛。但是，谁曾见过睫状肌痉挛时的剧烈疼痛呢？

因此，可以说睫状肌"痉挛"作为"假性近视"的原因，可能是一个推测，两者的关联性有待商榷。

2. "假性近视"的"假"能维持多久？

既然是"假"的，就不应当永远"假"下去，能持续多长时间呢？众多"假性近视"讲述者都会采取将时间概念模糊的做法，给人以"假"可以无限延续下去的印象，这不过是含混不清造成的一种假象。表3-4是"假性近视"现象及流行说法对比一览表。

表 3-4 "假性近视"现象及流行说法对比一览表

项目		"假"近视现象	两种"假性近视"流行说法	
			第一种说法	第二种说法
① 采信文献		《实用临床验光经验集》	《拯救孩子视力》	《实用近视眼学》
② 发生	条件	长时间看近	长时间看书、写字	持续看近
	变化	调节张力过大	调节过度	调节痉挛
③ 出现症状时刻		②后，看远	②后，看远	②后，看远
症状	④ 主要	视远模糊	视远模糊	视远不清
	⑤ 伴随	视觉疲劳	—	—
⑥ 持续时间		几秒至十几秒	一时性	—

实际上，近距离工作繁重的人都有过"假性近视"的体验：持续用看远的眼力看近，在突然抬头看远距离目标时都会有一个很短的模糊瞬间，一般会在几秒至十几秒内消失，这就是"假性近视"，这不过是睫状肌在调节中暂时性的强直现象而已。这也就是说，"假"能维持得很短，不可能会持续到几十分钟至几个小时。因此，就现在的视光学运营模式而言，要想通过验光发现"假性近视"是一件可以想但却不可能实现的事情。

三、 近视，只有真，没有假

1. 汪芳润教授的真诚告知

基于以上"假性近视"临床上见不到的现实情况，以及这种学说的推行为各式各样的并无矫治效果的商业活动提供了极为有利的理论依据这一因素，长期从事近视眼研究的著名眼科和生理学家汪芳润先生在 2007 年就已经明确讲："从某种意义上讲，这不能不说是一个悲剧！"为了不让学术上的误会继续下去，特别是不要让我国近视眼防治研究的混乱局面继续下去，人们呼吁："近视眼不宜再分真假了！"

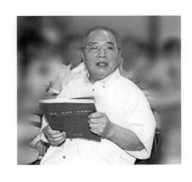

图 3-13　汪芳润教授

汪芳润先生（图 3-13）是非常值得尊敬的。多年以来，老人家在假性近视方面进行了大量研究和探索，能给我们解开这个谜底，已经充分表现出了他非凡的人格和对科学真知的严谨态度了。

2. "假性近视"只是一种暂时的视觉现象

眼科学中原本并无"真性近视眼"，所谓的"真、假"近视，就是为"假性近视"臆造出来的一种分类。近视眼就是近视眼，这属于本质的东西，而"假性近视"只是一种现象，将本质的东西和现象混同起来分类其本身就是不合逻辑的事情。目前在世界上，欧美诸国无"假性近视"之说，俄罗斯、日本也不再提及，我国眼科学著作中要么不提、要么含混提到。这足以说明"假性近视"在屈光矫正理论与实践中的虚假性了。

3. "假性近视"的学说坚挺的原因

"假性近视"学说在科学领域的衰落是无可争辩的，但在现实的验光配镜中，这个学说的坚挺又表现在商业服务与技术操作中，究其原因，与三个方面有关。

（1）人们不愿意戴眼镜的心理需求　目前，国人普遍存在着不愿戴用屈光矫正眼镜的心态。这种心态可以追溯到乾隆皇帝，乾隆皇帝眼力非常好，直到 60 岁还可以不戴眼镜批阅奏折。随年龄的增大，他眼力已经很不济了，但仍旧拒绝戴用眼镜。乾隆认为：戴眼镜看到的东西是不真实的，其危害等于"太阿倒持（以权柄授人）"，会涉及政治大局。

目前，一些家长不给近视眼孩子配眼镜，或配了也不愿让戴的心理状态与乾隆爷的认识相类似：戴眼镜就是一个不得了的"大问题"。实际上这是没有根据的"眼镜恐惧症"。既然人们有"拒绝戴眼镜"心态，对"假性近视"的存在也就有着热切的渴望。这就是"假性近视"学说能够存在、泛滥的基础。

（2）**巨大的商业利益**　以"假性近视"为借口，打着"治疗近视"旗号的"治疗""恢复视力"的产品、方法层出不穷。1984年汪芳润教授统计，有关"防治近视的专利发明"不下数百种，正如汪芳润教授所说："假性近视学说的推行，为各式各样的并无矫治效果的商业活动，提供了极为有利的理论依据。"对利益的狂热追逐使"专利发明"及相关产品肆无忌惮地发展。

（3）**市场竞争的需要**　明明知道在临床中是发现不了"假性近视"的，为什么在验光中还一定要进行"假性近视"的鉴别呢？而且被鉴别者又几乎无一例外要配眼镜呢？应当说，这种明知虚假还要做的事情只能是某些经营者的一种市场经营的策略与手段。

综上所述，"假性近视"在现实生活中是存在的，但它只是持续长时间看近所导致的暂时性调节张力强直而已，在现实的验光配镜、屈光矫正中，意义十分有限。因此，鉴别"假性近视"、检查"假性近视"在屈光数值中的比例都只能是一种营销的说辞，没有人会给出或得到"假性近视"的准确数字。

四、　近视的早发现

当看远距离目标看不清楚时，尤其是儿童、青少年存在这种情况时，一般来说都是发生近视的确切信号。一旦孩子自己说看不清黑板上的字，或者是接到老师让孩子去验光的通知的时候，这显然有些晚了。怎样发现自己的孩子已经开始近视了呢？近视程度又怎样呢？家长不妨采用以下的方法判断。

1. 看东西时眼的状态

（1）**眯眼**　一旦发生近视眼，必然会表现出眯眼的动作。眯眼后能够在一定程度上缩小光线入眼的孔径，使看东西的景深略有增加，可以起到适当改善视力的作用。观察到眯眼要注意以下几点：

① 已经戴着眼镜，看东西仍旧眯眼（图3-14中①），说明眼镜的镜度矫正不足或近视度数已经增长了。

② 裸眼状态下，眯眼看东西。说明有可能发生了近视，倘若一只眼眯眼另一只眼紧闭（图3-14中②），说明两眼可能存在屈光参差。

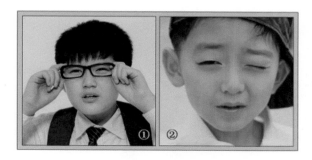

图 3-14 近视眼：眯眼

根据发生眯眼时距离注视物的远近，可以大致估计出近视轻重的程度。假如眯眼只发生看远的时候，说明近视程度相对较轻；倘若看屋里的目标也需要眯眼，说明近视程度已经不浅了；假如在 1 尺阅读距离看书都需要眯眼，近视程度恐怕要超过 -4.00D（即近视 400 度）了。

（2）眨眼、打哈欠、揉眼 在看东西时频繁出现眨眼（图 3-15 中①）、打哈欠（图 3-15 中②）、揉眼（图 3-15 中③）也可能与近视有关。之所以会出现这些动作，是因为这些动作都有促进泪液产生的作用，泪液增多就会在角膜表面形成略厚一些的泪液膜发挥出一定程度的透镜效能，对近视起到一定的矫正作用。

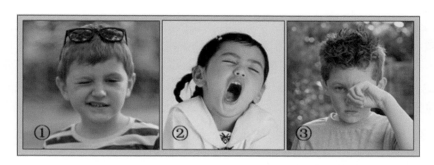

图 3-15 仔细看东西时眨眼、打哈欠、揉眼是近视已经发生的先兆

（3）拉扯眼角 有一些近视眼的孩子，在裸眼状态下还会拉扯两眼外侧眼角（图 3-16）来看东西。采用这种方法看东西的孩子一定是发生了近视。拉扯眼角道理与前述眯眼相同。

一旦家长发现孩子有上述这些症状，就应该高度警惕孩子是不是患了早期近视，应尽早进行验光，了解其视力、屈光矫正镜度的状况。越早发现，近视控制也会相对容易，控制效果也会越好。

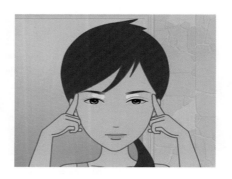

图 3-16 拉扯眼角也是近视眼的常见表现

2. 眼轴、眼压的测量

当前，在医院验光中，眼轴测量、眼压测量、散瞳几乎成了验光的常规检测项目。但是家长们一定要了解这三项检测的真正意义。

（1）**眼轴测量** 眼轴测量无法测定眼的屈光度。这是因为眼的屈光度不仅与眼轴的长短有关，而且还与眼球结构弯曲度以及眼的个性屈光指数有关。因此，这项检测的结果对验光配镜的意义十分有限，只具有一般性的参考价值，与验光是否准确、配镜是否合理、戴镜是否舒适无关。

（2）**眼压测量** 对于一个没有眼部其他症状，并能主动来验光的人，尤其是少年儿童，眼压一般都会在正常范围。倘若真到了眼压高的时候，恐怕这个人已经顾不上来验光配镜了。因此，这项检测基本上就是例行公事（特别是对于少年儿童）。

这两项检测基本上是以"配菜"的方式被纳入"验光套餐"中，你要来验光，就得接受这样的"配菜"。尽管这样做并不合理，但这是经营单位的创收内容。

（3）**散瞳验光** 关于散瞳验光的问题，我们将在第四章中进行讨论。

3. 怎样预测大致的近视程度

当发现孩子眯眼看东西时，可以拿一本书或一张有文字的纸（图 3-17），从 2m 远的地方逐渐走进孩子，当孩子说能看清晰文字时，注视目标所在的这一点就是孩子不使用调节力所能看到的最远的点（即远点），眼与这一点的距离就叫做远点距离（以 m 为单位）。量取这距离（图 3-17 中的 D），$\frac{1}{D}$ = 近视眼的度数，眼的近视程度与相应远点距离的关系见表 3-5。

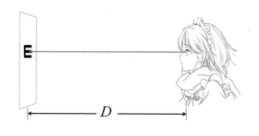

图 3-17 视距（D，单位：m）

表 3-5　近视程度（D）与能看清楚目标距离（m）的关系

近视程度 /D	−1.00[①]	−1.50[②]	−2.00	−2.50	−3.00	−3.50	−4.00	−4.50	−5.00
可以看清楚的最远距离 /m	1.0	≈ 0.67	0.5	0.4	≈ 0.33	≈ 0.29	0.25	≈ 0.22	0.20

注：① 近视程度 −1.00D，即通常说的 100 度近视。
　　② 近视程度 −1.50D，即通常说的 150 度近视。

预测可以初步了解孩子的近视程度，并可以对以后验光中出现过大的偏差起提示作用，以防不当矫正的发生。

第四章

解答：妈妈们的问题

原来孩子眼睛蛮好的，怎么就变成了近视？

导致这种情况有以下两种可能性。

1. 正常发育的必然结果

不管孩子出生时眼的屈光数值如何，发育中一定会以表 2-1 所列的速度逐渐减少，从出生到 14 岁将减少 +3.00~+3.50D（或增加 -3.00~-3.50D）。

出生时屈光度为 +3.50D，孩子在 3 岁时应为 +2.75D，按正常发育规律未来最佳的屈光状态就应为 0.00D，即正视眼（图 4-1 中的红线所示）。一般而言，孩子第 1 次检测屈光度应在 3 岁，只要我们知道 ≥3 岁屈光度的数值，即可根据图 4-1 推测出孩子未来应当具有的预期屈光状况。倘若未来结果高于与其年龄相对应的数值，那一定是眼睛健康保健没做好所致。

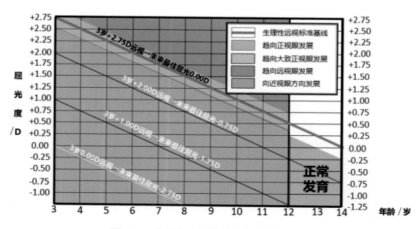

图 4-1　孩子未来预期屈光状况推测用图

出生时屈光度为 0.00D，孩子正常发育的最好屈光度将会在 -3.50D（即 350 度近视眼），这种状况可能与遗传有关，尽管最终是近视眼，但这是眼屈光正常发育的结果。图 4-1 的黄色区域最终将会发育为近视眼，这是正常发育的结果，其原因是孩子出生时远视储备比较低的必然趋势。

2. 用眼不当所致

当前，孩子的近视绝大多数是由用眼不当所致，最主要的原因就是孩子迷恋玩手机、平板电脑（图 4-2）。

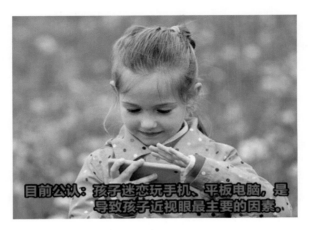

图 4-2　迷恋手机、平板电脑是导致孩子的最主要原因

常听人说，孩子玩手机比大人都遛，这往往就是因为家长不但自己玩手机，还把手机当玩具给孩子玩，其结果必然将孩子的眼睛引导向近视眼。而且手机的这种引导作用，不需要很长时间，会在大人意识不到的短时间就注定了未来近视眼的趋势。

因此，近视的发生，怨天尤人是无济于事的，还是要在看护中找原因，在后续的看护中做好眼的健康保健才是最重要的事情。

 ## 近视眼，能不能恢复？

孩子近视了，家长就会想：近视既然能得，那能不能恢复呢？而且张口就是：只要能恢复，不管花多少钱都行。家长都有一种不信邪的执着，会千方百计地去寻找方法，最终是"血本也花了，却没有得到想要的结果"。一旦近视了，难道真不能恢复吗？答案是肯定的。

在不出现意外的情况下，人总是要依据图 4-3 所示的规律走过一生。人的身高呈现从低到高发展过程，只有到了 60 以后才会略有变矮的趋势，在此之前，人不可能长着长着半道又缩回去。这就是人生长的基本规律。

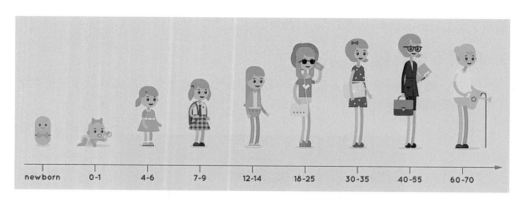

图 4-3　人的生长过程

人眼睛的生长发育也是这样，既然已经变长了，就不会半道再缩回去，只有到约 50 岁以后屈光度才会因晶状体硬化等因素逐渐减少近视程度（减小的幅度在 −0.50~−1.50D）。

因此，孩子近视了就是近视了，而且在成长发育期间眼球也不会缩短，度数也不会没由来地下降，能通过积极的措施让度数不长或增长得慢一些，已经是最佳的结果了。

但有的人说真的降低了，这又是怎么回事呢？关于为什么有人会感觉降低的问题，我们将在第五章中予以剖析。

三、　孩子近视，该不该戴眼镜？

孩子近视了，到底该不该给孩子配眼镜，很多家长是不太清楚的。有人不明白：为什么第一次配镜度数就能达到好几百度呢？这其中的原因就是：该给孩子配眼镜的时候没给配，把孩子最佳的矫正时机给耽误了所造成的结果。

孩子近视了，该不该配眼镜呢？按道理说，近视了，就应当配。这就类似于人饿了就得吃饭，等饿过了劲再吃恐怕就比较容易出问题了。那么，孩子近视了，配镜上有没有个轻重缓急呢？我们先通过表 4−1 来了解近视程度与能看清晰注视目标距离的关系。

例如、孩子眼睛的度数是 −1.00D（即 100 度近视），能看清晰最远距离为 1m；倘若孩子是 −2.00D（即 200 度近视），能看清晰最远距离为 0.5m；而孩子是 −3.00D（即 300 度近视），能看清晰最远距离为 0.33m；孩子在达到 −4.00D（即 400 度近视），能看清晰最远距离为 0.25m。这样看来，孩子一旦近视，那他的视力一定是很不乐观的事情。

表 4-1　近视程度与清晰视距的对照表

屈光度 /D	-0.25	-0.50	-0.75	-1.00	-1.25	-1.50	-1.75	-2.00
清晰视距 /m	4.0	2.0	1.33	1.0	0.8	0.67	0.57	0.5
屈光度 /D	-2.25	-2.50	-2.75	-3.00	-3.25	-3.50	-3.75	-4.00
清晰视距 /m	0.44	0.4	0.36	0.33	0.31	0.29	0.27	-0.25

　　假如孩子仅仅是 -0.50D（即 50 度近视），能看清晰最远距离为 2.0m，从学习环境而言，应当说还能凑合。当孩子近视程度已经 -1.00D 时，看黑板上板书就会成为问题，此时再不给配眼镜对孩子就不太负责任了。成绩是否下滑暂且不说，孩子戴上眼镜就可以清晰地获得清晰的视觉信息，却偏要让孩子以此为代价来满足家长"不戴眼镜"的心理需求，这对孩子来说是不是也算一种"被坑"啊？

　　从以上分析看，这个问题的答案应当是：原则上，近视了就应当配；倘若孩子的近视 ≤ -0.50D 可以采用缓配、观察的办法；近视 -0.75D 可以根据客观学习环境来决定；≥ -1.00D 没有不给孩子配镜的道理。

四、 近视眼镜是否需要经常戴？

　　这得从为什么要配眼镜说起。近视眼为什么要配眼镜，就是因为裸眼看不清楚东西了。而适宜的近视眼镜恰好能解决近视眼的这个问题（图 4-4）。能看清的人，谁会戴近视眼镜啊！这个道理所有人都清楚。但是，有些人配了眼镜不戴，特别是不少家长，虽然给孩子配了眼镜但是不让戴，这是没有道理的。

　　有些家长道听途说，出门不让孩子戴眼镜，看书写字一定让孩子戴眼镜。这也是不太正确的做法。大家都清楚：一生下来就需要戴眼镜的人很少，绝大多数都是从不戴眼镜再到戴眼镜的，其原因不就是持续近距离工作、读书、写字，特别是玩手机、平板电脑造成的吗？

　　当配了看远的眼镜，眼镜和眼睛就又组成了看远的状态。在这种情况下，又戴着眼镜继续从事近距离工作、读书、写字，特别是玩手机、平板电脑，这不就又回到前面发生近视的老路上了吗？这就是给孩子配了眼镜，近视度数每年都要疯长的原因。

　　那么，眼镜应当怎样戴呢？一般来说，刚开始戴眼镜时，孩子的度数都比较低。在这种情况下，看远是看不清的，什么都看不清怎么能获得高质量的信息呢？这会影响孩子智力、思维的发育，因此看远一定要戴眼镜。而用裸眼看书、写字不会看不清，因此就不需要戴眼镜。家长会说，看近不戴眼镜眼睛不累吗？倘若孩子是 -3.00D（即 300 度近视），孩子裸眼可看清楚的距离恰好是 0.33m，看书、写字只要保持 1 尺的距离，孩子的眼睛是不会使用调节力的，怎么会累呢？

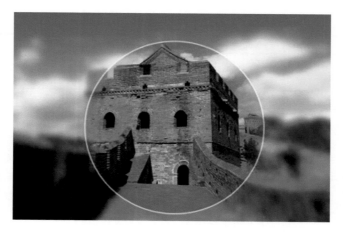

图4-4 近视镜片矫正作用：看清楚远距离目标

当你让孩子遵循"裸眼能看清晰的时候，不戴眼镜；裸眼看不清，就要戴眼镜"这样的规律使用眼镜时，就会得到近视不再疯长的结果。

 ## 五、 能不能让近视度数不长？

近视眼的度数既然不能倒退，那能不能不长呢？应当说，处在生长发育时期的孩子的近视度数绝对不长是做不到的。这一时期眼睛的去远视化（趋向近视化）是自然规律，只要孩子自然健康地成长这一进程就是不可抗拒的。孩子一旦发生近视，度数一点不长是不太可能的。

但是，让近视度数的增长限定在生理发育的最低限度还是可以的。达到这样的目标，需要家长有效地监督，更需要孩子自己严格自律的态度和实践。家长的督促和孩子的自律完美的相结合才是有效防止孩子近视度数"疯长"的根本。要想达到督促和自律完美结合，离不开专家学者的针对性指导，也需要有高质量的验光配镜予以保证。

 ## 六、 咀嚼片对预防控制近视有效吗？

目前，关于"治疗"近视的奇谈怪论层出不穷，而"咀嚼片""营养咀嚼片"这类产品（图4-5）就被称为具有"通过咀嚼，就可以预防、控制、治疗近视"的作用。一枚小小的药片真的有这样的神奇效果吗？这就需要问个为什么了。

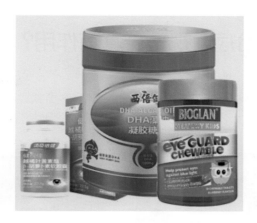

图 4-5 与近视预防控制有关的咀嚼片举例

1. "咀嚼"可以带动睫状肌吗？

不论是从神经支配，还是从肌肉类型及运动方式来讲，咀嚼肌与睫状肌都是不同的（表 4-2），也不存在联动的关系。咀嚼运动怎么可能会带动睫状肌的运动呢？这也足以说明咀嚼片对近视眼的治疗、控制、预防作用都是人为编造的谎言。

表 4-2 咀嚼肌、睫状肌的比较

肌 肉		支配神经	运动方式
名称	肌肉类别		
咀嚼肌	骨骼肌	三叉神经下颌支：口裂以下的感觉和咀嚼肌	随意
睫状肌	平滑肌	睫状神经节换元后：副交感纤维入眼至瞳孔括约肌及睫状肌，交感神经，鼻睫神经感觉纤维入眼支配瞳孔开大肌和传导球内感觉	不随意

进而言之，咀嚼运动倘若可以对近视眼有这样神奇的作用，人从小就在一日三餐中不停地咀嚼，也就没有近视的可能了。

2. 近视的"治疗"都是口头表达

这类咀嚼片大多会冠以"营养""亮眼""增视""增光"名目，其"治疗"多表现在口头上或是早期的宣传册页中，但这类"药"的批准文号自 2005 年 12 月 20 日后均应是"国食健字"，有效期五年，其格式为：国食健字 G ＋ 4 位年代号＋ 4 位顺序号。进口保健食品批准文号格式为：国食健字 J ＋ 4 位年代号＋ 4 位顺序号。这样的批号说明，这类产品不管描述得多么"光辉灿烂"，也不会是"药"，只是一种食品而已。口头上的说辞，必然是诱导消费者花钱的策略；期望"奇效"的消费者得到的只能是"已经尽力"的心理体验。

七、 按摩治疗近视是否真有作用？

近视按摩仪（图 4-6）是"近视眼防、控、治"方面款式翻新最快的一种产品，价格在 78.00~3180.00 元，其物理功能有磁场、激光、温热、振动、按摩、冲击等。

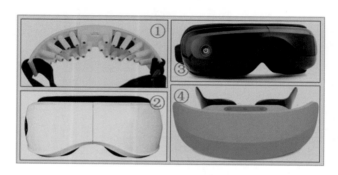

图 4-6　常见的几种近视按摩仪

关于"近视按摩仪"对"近视眼防、控、治"是否真的有效这个问题，人们只能凭产品的宣传册页、广告及营销人员的陈述中了解相关信息。这种产品是否真有疗效还是次要的，关键的是这类产品是否对眼睛有什么不良的作用。因此，建议家长再给孩子使用这种产品时注意以下几个问题：

① 在医学上，眼睛是严禁正面按压、叩击的器官。

② 眼的玻璃体是一种凝胶样的组织，从强度上比身体其他部位要脆弱得多，不当的外力、温度都可能导致液化（飞蚊症）的发生。

③ 400~1400nm 的汇聚光是造成视网膜损害的范围，角膜持续接受 400~550nm 曝光数分钟是非常危险的事情。

从使用状况看，应当说，让眼睛暂时远离近距离工作而得到适当休息是客观的。但是，这些产品的物理效能我们只能凭借相关产品的说明来了解，其强度及作用目前还缺乏个性化的科学论证。这些产品的"近视眼防、控、治"的作用能否真实降低近视屈光矫正度，尚有待科学严谨的临床报告的证实。

 八、 点眼药能不能治疗近视？

治疗近视的眼药水中最负盛名的应当是 1979 年由上海市眼病中心防治所推出的夏天无眼药水，尽管其预防近视的作用是子虚乌有的事情，但 40 多年后的今天仍旧以"防治青少年假性近视眼"功能的主治资讯充斥在网络中。那么，夏天无眼药水到底能不能治疗假性近视呢？这得先搞清楚到底有没有假性近视，这个问题已经在第三章中讲清楚了：

① 有假性近视，但都会在瞬间自行恢复；

② 临床上发现假性近视概率几乎为零；

③ 鉴别、检查、治疗"假性近视"只能是一种营销的说辞。

那么眼药水有可能治疗近视眼吗？当眼药水滴入到结膜囊中，眼药水能到达的部位如图 4-7 中所示虚线范围之内，其他部位如眼内的角膜后半层、晶状体、玻璃体均属于眼药水无法到达的部位。近视眼最主要的改变是眼球前后径增大，而眼药水连眼球前后径相关的部位都到达不了，又怎么可能会产生治疗近视的作用呢？

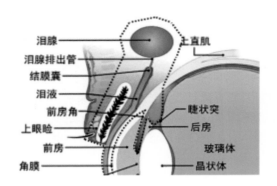

图 4-7　眼药水点眼所能到达的部位（虚线内）

所以，滴眼药水治疗近视眼是人们心中的美好愿望，目前还没有看到能实现的可能性。

 ## 九、"综合调理法"能治疗近视吗？

原本并没有"调理法"这个说法，这是医疗部门近年来推广的"未病先治"的一种方法。这种做法既满足了"患者"不得病的心理需求，也成就了相关部门的创收项目业绩。当这一做法被借鉴到有关近视眼的工作中，就成了"调理治疗近视法"，方法中包括：中药、按摩、针灸、气功、营养、吃粗粮、远眺、转眼，再就是需要购置某一种特殊的设备。在此，我们用最简单的方式来剖析这些措施：

1. 中药

只要说到中药，大多都会牵涉到"宫廷秘方"。明确地讲，中医学的典籍上是没有"近视眼"这个词的，连词都没有，怎么谈得上治疗呢？目前影像可见的近视眼的皇帝应该只有"宣统"溥仪，倘若宫廷中有治疗近视的"秘方"，怎么就不把皇帝的近视眼给治好呢？这显然是没道理的。

这也从另一个角度说明：近视眼的"治疗"秘方都是现代人搞得名堂，为什么还要扯上古代名医（如巢元方）和"宫廷秘方"呢？说开了就是不自信。目前还真没人能拿得出中药治好近视眼的证据。

2. 按摩

总体上讲，按摩有推摩、擦摩、揉捏、按压、锤击、抖动等基本手法，也有用正骨舒筋的。目前开展这项工作的在各类城市中均有，大多采用现代按摩仪和传统手法相结合的方式进行，号称"有效"，但是眼的屈光矫正镜度的降低还缺少可信的证据。上海市眼病中心防治所、上海第一医学院眼耳鼻喉医院都对"按摩治疗近视"进行过探索，但都因没有观察到近视眼在器质上的恢复，不能改变眼的屈光矫正镜度而放弃。

3. 针灸

曾经有不少中医院开展过针灸治疗近视眼的探索，选择针刺的穴位以眼部穴位为主、体穴为辅或者是耳穴，采用的方式有针刺、贴压。这种方法尽管开展了相当长的时间，目前仍有一些诊所在开展这项治疗工作，但"近视屈光度降低"的报告则很难见到。

4. 气功

气功是一种中国传统的保健、养生、祛病的方法，具有很好的保健作用。但把其神话为"百病都治"就失去了科学真实性。当然，近视眼的治疗也被纳入气功治疗的范围。但是这项治疗仍旧无法得到对近视眼确切疗效的可信证据。

5. 营养、吃粗粮

目前，又出现了一种新的"治疗"近视眼方法——营养、吃粗粮。首先来说"营养"，现今人们获得的营养显然要比新中国成立前丰富多了，但是近视眼的孩子现在可比那时多多了，显然"营养"导致近视的说法是讲不通的。再说"吃粗粮"，不管是粗粮还是细粮，其成分都是蛋白质、脂肪、碳水化合物及微量元素，从品质上讲差异有限，主要区别就是纤维粗细，粗粮纤维粗些，吃的时候费点牙口，这就又回到"咀嚼片"那个路子上，这个问题已在前面谈到过，显然也是站不住脚的。

 十、 阿托品点眼能控制近视吗？

图4-8是梅颖先生在《视光医生门诊笔记》一书中的一幅插图，图中显示了应

用不同浓度阿托品滴眼液进行滴眼 5 年控制试验的观察结果。应当说这是目前所知使用阿托品滴眼液进行近视控制最长的一次试验，从图中看，取得了一定减缓的效果。

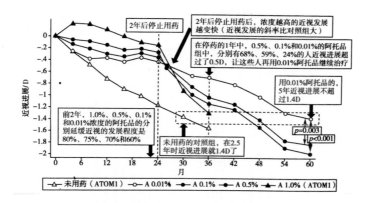

图 4-8　"阿托品控制近视 5 年临床研究"试验报告图

但是，各位家长也不要以为这就是少年儿童近视的春天。原因如下：

① 少年儿童到青年，控制近视眼发展的时间远超过 5 年。

② 长期使用，调节力处于一定的抑制状态，生理调节力是否会下降？一旦下降将会导致老视眼症状提早出现，这种提早会表现在多少年？目前没有相关研究的信息。

③ 阿托品是一种有明显副作用的药物，日复一日地使用是否存在积累性的不良结果？

很显然，上述三个问题目前没有确切的答案。鉴于此，NMPA（国家药品监督管理局）采取了非常审慎的态度，至今尚未批准生产、使用"0.01% 阿托品制剂"。因此，家长对使用阿托品控制近视发展的做法应采取谨慎的态度。

 ## "远眺法"治疗近视可信吗？

"远眺法"就是通过看视距为 5m 的远眺图的方法来缓解眼的调节的方法。从图 4-9 中三种颜色的图看，颜色越深、对比度越明显的图，望远的效果越明显。

通过观看远眺图，可以暂时回避近距离工作，这就达到了放松调节的作用。在观察远眺图时，非正视眼一定要在戴用屈光矫正眼镜的情况下看。

例如，−5.00D 的近视眼，在裸眼状态下所能看清楚的最远距离只有 0.2m，看远眺图根本就看不清，也就起不到作用了。当然，−5.00D 的近视眼摘了眼镜，只要不看 0.2m 以内的目标，也是处于放松状态。

通过上面的例子可以说明：是否远眺，并不取决于是否看"远眺图"，只要不注视明视远点以内的目标，就处于远眺的状态。这种远眺状态就是人眼生理调节最放松的状态。因此，远眺是一种最为简便易行的缓解视觉疲劳的方法。但目前还没有证据证明放松眼的调节就能起到治疗近视的作用。

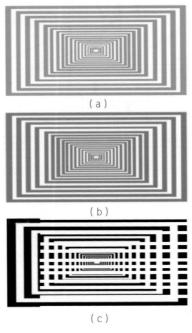

（a）

（b）

（c）

图 4-9　远眺图

"转眼法"治疗近视，为什么不能见到理想的成效？

这也是一种很流行的"治疗"近视眼的方法，不过这种方法换了个说词：恢复视力，并宣称能使 −5.00D 的近视眼恢复到裸眼 1.0。具体方法是：摘下眼镜，面向正前方，双眼平视，依序：① 向上、向下、向左、向右转动；② 顺时针、逆时针旋转。转动的次数，不同的资料中也不同（9~30 次，最常见为 15 次），每天早、中、晚各做一遍。很多人反应转了以后，没有得到降低近视程度、恢复视力的效果，这又是为什么呢？

眼球的转动是依靠眼外肌（图 4-10）收缩、舒张的协调作用，这种运动使眼球围绕旋转中心做旋转运动，而并非是对眼球的横向或纵向的拉拽运动。因此，转眼法最直接的作用就是能把眼球锻炼得转得更快，幅度可能也会略有增大，间接的作用就是让眼睛暂时休息一下而已。

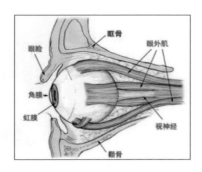

图 4-10　人眼的眼外肌

正因为眼球转动没有对眼球的横向或纵向的拉拽运动，因此这种方法的降低近视程度、恢复视力的说法，纯属人为臆造。

角膜塑形镜，可以治疗近视吗？

角膜塑形镜，是被不少人鼓吹为能"治疗"近视眼的一种方法。就目前技术水平而言，对近视眼还没有属于医疗治疗意义上的方法。就角膜塑形镜而言，夜间戴，第 2 天上午看得清楚、下午会模糊，第 2 天夜里还得继续戴，否则就不可能保证第 3 天上午看得清楚、下午模糊的矫正状态。这种戴用仍旧是一种矫正，不能叫做治疗。角膜塑形镜对角膜的作用方式如图 4-11 所示，简单说，镜片就类似于一个点心模子，角膜就是一块面，这就是塑形。

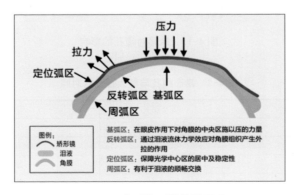

图 4-11　角膜塑形镜作用原理

显然这种塑形是强制的，这种强制会带来什么后果，会不会有类似芭蕾舞者的脚多年被舞鞋束缚的伤害(图 4-12)呢？目前没人说。这种镜片也没人能永远戴下去，即便有伤害也是轻微的。

戴用角膜塑形镜的结果只能是：① 生产、经营者赚得盆满钵满；② 不愿戴眼镜的愿望在白天得到暂时满足；③ 在停止戴用后必须接受一段屈光度发展增快的现实。

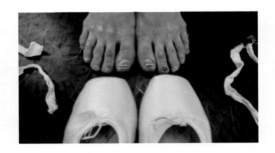

图 4-12　芭蕾舞者的脚

 按"散瞳即刻检测的镜度"为什么看不清？

目前，人们都格外信服"散瞳验光"，认为散瞳验光准，但是人们有一个疑惑：既然准，怎么就不能用瞳孔散大时验的光配镜呢？为什么还要复检呢？

实际上"散瞳验光准"是一个不正确的理念。在眼中滴入睫状麻痹剂（散瞳药）瞳孔就会发生图 4-13 的变化，这种变化带来的视光学方面的变化如表 4-3 所列。

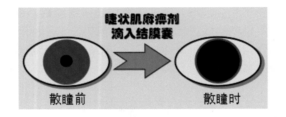

图 4-13　散瞳对瞳孔的影响

表 4-3　常态瞳孔与散大瞳孔的对照

比较对照项目		常态瞳孔	散大瞳孔
直径		2~3mm	5~9mm
生物性能状态		生理状态	中枢麻痹、死亡
高阶像差		可以忽略不计	明显增大
径深		大	明显缩小
裸眼视觉变化	看远	—	光线刺眼
	看近	—	视近困难
验光结果	光度偏移	—	向远视偏移 +1.00D ± 0.25D
	与配镜关系	可以用于配镜	不宜配镜，需复检

散瞳后的这些变化说明：散大瞳孔不是正常状态，而是一种接近或已经死亡的状态。因此，下面几个问题就需要得到应有的正视：

① 瞳孔散大，像差增大、光线刺眼，必然看不清楚，使用深色墨镜是一种适当缓解的应对策略。

② 瞳孔散大检测到的屈光度是人"死亡"时的数据，戴眼镜的是活人，因此配镜不能用瞳孔散大时检测的数据。

③ 从事验光配镜工作的人明白上面的道理，所以就一定要求"散瞳"者要复检。复检一定在药物作用完全消失时（快散，6 小时以后；慢散 2 周以后）进行。

④ 瞳孔散大，屈光会向远视偏移 +1.00D ± 0.25D，这对近视而言会无一例外地表现为近视度下降。但在复检时，这种偏移还会回移到原来的状态。

这里要说明两点：

a. 瞳孔散大近视度的下降不是"假性近视"，而是一种正常的生理反应；

b. 散瞳前后镜度无变化的，最常见的是两次验光至少有一次是不正确的。

⑤ 瞳孔散大期间，倘若近距离工作困难，则需戴用适宜的"老花镜"予以补偿。

 十五 瞳孔散大检测的度数既然不能用于配镜，为什么还要散？

目前，对瞳孔散大时检测的屈光矫正镜度，北京绝大部分医疗部门是不用于配镜的。既然不能用于配镜，那为什么还要散呢？

在名义上讲，散瞳是要排除"假性近视"，而临床上又很难发现"假性近视"，这就造成了不管是存在不存在"假性近视"，最终只要验光，近视眼的屈光矫正镜度或多或少都会有所下降，都可能会将这种"正常的生理反应"作为"假性近视"被告知，但是又基本上都要配镜。这实质上等于"假性近视"是个幌子，"一律配镜"才是货真价实。

这样的话，就出现了一个问题：既然瞳孔散大不是正常状态，那配镜的度数怎么掌握呢？倘若说按复检的度数配镜，那"散瞳验光"就纯属多此一举了。开展散瞳验光的部门要这么说，显然等于砸自己的饭碗，因此就得说：以复检数据为主，参考瞳孔散大时检测的屈光矫正镜度进行适当调整，经过适当调整的数据就是配镜处方。听起来很圆满，但是细想起来还是有问题：

① 既然是给"活人"配眼镜，为什么要参考与"死亡"相关的数据呢？

② 复检倘若是规范的话，检测数据理应是准确的，调整就多余的了。

③ "适当调整"这不是跟中餐加佐料时的"少许""适当"异曲同工吗？

很显然"适当调整"的说法缺乏科学上的严谨性。

不管从验光本质，还是从验光与配镜的关系，都难以解释"瞳孔散大检测的度数既然不能用于配镜，为什么还要散？"但是，倘若大夫建议你散瞳，即便再不愿意，恐怕你也无法说"坚决不散"的话。当然散瞳后也会出现很现实的问题，正常的视觉反应会给生活、学习、工作带来一些不便利，这些不便利和对策如图 4-14 所示。

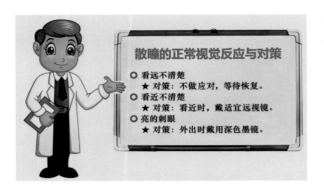

图 4-14　散瞳的正常视觉反应与对策

 近视眼孩子的眼睛会不会变突?

孩子发生近视眼后家长几乎都会担心一件事：眼球会不会凸出来。这种担心应当说是没有必要的。近视每增加 −3.00D（近视 300 度）眼球的前后径增加 1mm（图 4-15 右），这样的增长对于眼球是否会变得凸出来的问题几乎可以忽略不计。

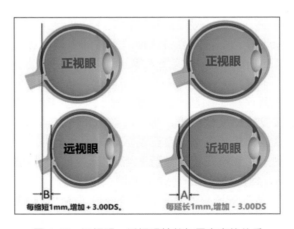

图 4-15　远视眼、近视眼轴长与屈光度的关系

同样的道理，远视眼也不会因为前后径变短而导致眼球明显凹陷，因为远视眼每增加 +3.00D（远视 300 度），眼球的前后径只减少 1mm（图 4-15 左）。

有人将眼球突出归因于戴近视眼镜的结果，这种说法没有科学依据。近视镜片不管价格高低，其根本的作用就是把入眼的光线适当发散，实现将焦点后移到视网膜上的目的。目前还没有发现近视镜片能让眼球变得更突出来的证据。

那么为什么有的人眼睛会明显突出呢？眼球到底是否明显突出，取决于眼球后面的眶脂体（图 4-16）的多少：眶脂体较少者，眼球就会凹陷；眶脂体较多者，眼球就会突出。

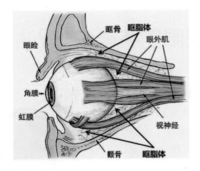

图 4-16　眼眶纵切面侧视图

一　儿童远视眼能不能恢复？

首先得更正一下这种对儿童远视的不正确的理解。孩子在正常发育状态下原本就是远视眼，其远视的程度请参见表 2-1。因此，孩子眼睛是远视眼不存在恢复不恢复的问题，孩子这种远视屈光状态在医学上称为生理性远视。孩子的远视度数会随着年龄的逐渐增大而逐渐减退，这不是眼屈光的恢复，而是在发育中必然发生的"去远视化"过程，正因为有了这一过程，才保证孩子最终发育为正视眼。近年来，党、

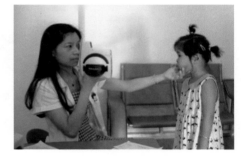

图 4-17　儿童入园"屈光筛查"正在检测中

国家和社会对儿童眼屈光问题越来越重视（特别是对近视眼的预防与控制的重视），"屈光筛查"检测（图 4-17）已经被列入儿童入园体检的项目，接受入园体检的年龄应在 3~4 岁，孩子眼正常发育水平应为 +1.50D±0.50D。

可以通过对照图 4-18 获得相关信息。

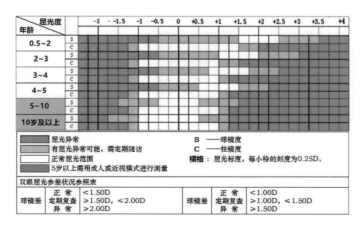

图 4-18　屈光筛查检测结果核对分析图表

屈光数据处于红色区域属于异常屈光，须接受相应的屈光矫正；处于黄色区域者有向异常屈光发展的可能，须定期进行屈光复查；处于白色区域属于正常屈光状态，力争每年进行一次屈光复查还是有必要的。

二、儿童远视为什么会发生斜视？

儿童的内斜视是很常见的事情，那为什么儿童会发生内斜视呢？这是因为孩子的眼睛是远视眼所造成的。人在看近距离目标的时候，眼睛要做出两种动作——调节与集合（表 4-4），通常 1 个调节力（D）可以带动 1 个集合力（M_a）。

表 4-4　调节与集合的作用

视觉功能	眼球动作		视觉作用	功能协调
调节	睫状体收缩	晶体变凸	将视焦点落在视网膜上	调节力 = 集合力
集合	眼球内转	双眼汇聚	保持双眼共同的方向	

正视眼看 1 尺（0.33m）距离的目标，需要使用 $3D$ 的调节力，恰好带动 $3M_a$。而 +2.00D 远视眼看 ∞ 的目标就需要使用 $2D$ 的调节力，看 1 尺（0.33m）距离的目标，还需要再付出 $3D$ 的调节力，$5D$ 的调节力则会带动 $5M_a$ 的集合力，这多出来的 $2M_a$ 集合力就会表现为内斜视倾向。一般来说，内斜的程度与远视程度、注视距离有关：

① 一般而言，远视眼的人远视程度越高，内斜的倾向、程度也会越高；

② 注视距离越短，内斜程度也会相对较高。

一般来说，儿童在生理远视状态下，内斜只是一种倾向，外在形象并不明显。当儿童远视程度比较高时，这种内斜视症状就会比较明显。

以上就是儿童远视眼发生内斜视的道理。对于存在内斜视，特别是看近更明显时应当做到两点：

① 不能"讳斜忌说"，被指明是好事，早注意可以避免造成难以挽回的眼睛损害；

② 及时接受屈光检测，需要矫正者一定要配镜矫正，这是保证视觉功能正常发育必须要做的一件事。

三、儿童的"内斜视"要如何分真假呢？

感觉孩子眼位有点内偏现象，是不是"内斜视"呢？这就要判断"斜"是真还是假。临床上有一种内赘皮的内眼角的形态，这种形态在蒙古地域人种中相当普遍，因此曾被称为蒙古褶、蒙古襞（图4-19）。内赘皮的眼睑内部具有脂肪层，因此认为它有适应寒冷的特征，不遮挡视线无须处理。在我国的幼儿及儿童中约有1/3存在不同程度的单纯性内眦赘皮，但随着年龄增大和鼻部发育，内眦赘皮逐渐减轻，至十岁左右趋于稳定。

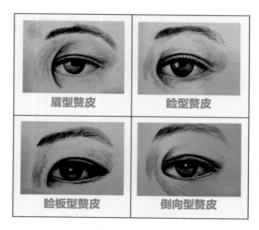

图4-19　内赘皮类型

　　内眦赘皮可以掩盖内眦角的正常外形，并可遮挡一部分视线，影响眼睛的美观。为了使眼睛更加美丽动人，可以用整形手术来矫正。

　　图4-20是一例典型的因远视导致的内斜视，这是真正的"内斜视"。

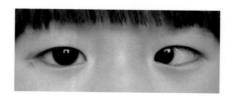

图4-20　儿童内斜视

四、 儿童的斜视长大了就会好吗?

　　一般来说，自己的孩子存在内斜视，家长不愿让人说，而且还很容易相信一些人"长大了就会好"的经验之谈。在现实生活中，随着年龄的增大，远视度会呈现生理性的减退，看近所使用的集合力也将逐渐减小，这就使"内斜视"逐渐减轻，甚至完全消失。但是这类经验是不可靠的。原因是：

① 作为非专业人士，要想把握"内斜视"可不可以恢复，毫无疑问是有相当大的难度的。

② 一般来说，"内斜视"是否可以自行消退，是与远视的程度有关的，远视程度接近生理远视数值，斜视的程度也会相对较轻，自行消退的可能性就比较大（图4-21左）；反之，斜视的程度就会比较重，自行消退的可能性就会有很大的难度（图4-21右）。

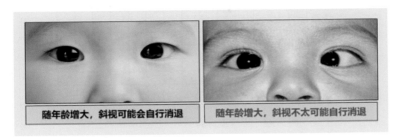

| 随年龄增大，斜视可能会自行消退 | 随年龄增大，斜视不太可能自行消退 |

图 4-21 屈光性内斜视能否随年龄自行消退

③ 同样的"内斜视"程度，在不做人为干预的情况下，也会因孩子所处的环境及自身健康状况的差异，表现出不同的消退结果。

因此，"斜视长大了就可自愈"的说法并不可靠，如果孩子存在内斜视的问题，还是要到专门的儿童视光门诊，通过视功能的检查来确认是否需要进行屈光矫正和人为干预，这才是最妥当的做法。

 "治疗"可以让儿童降低远视度数吗？

当得知孩子的眼睛是远视眼后，家长往往就会有"病"乱投"医"，到处打听治疗的偏方、方法，力图消除远视度数。就目前而言，对于远视眼还没有什么可以应用的治疗方法。

但有的人会讲：远视眼是由先天禀赋不足或肝肾亏虚不收所致，还会推荐服用地芝丸或杞菊地黄丸，实际上这两种药的应用范围更偏向于老年人。有的人还会推荐"调理法""按摩疗法"，而且经过一段时间的"治疗"，远视度数真的"降"下来了。客观地讲，这样的远视度降低，并非是"治疗"的结果，这是处在发育时期眼睛的一种自然生理变化（图4-22），不治疗度数也会下降。因此，远视度下降与治疗没关系。

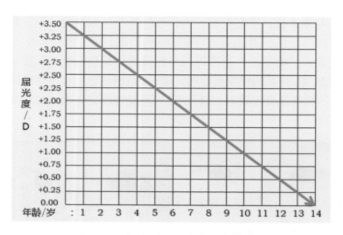

图 4-22 生理远视随成长发育逐渐减退

 儿童远视需要矫正吗?

儿童远视眼需不需要戴眼镜矫正,这不是一句话可以概括的问题,这要根据孩子具体的情况而定。儿童、少年远视眼是否需要接受屈光矫正,以及是否需要戴眼镜予以矫正,取决于远视屈光程度、裸眼视力状况和有无并发症三个方面的具体情况而定。我们先来了解一下这三个方面指标的基本情况。

1. 远视屈光程度

表 4-5 是儿童、少年正常生理性远视屈光度的参照表。倘若孩子眼睛的远视程度与表中的数值相近,一般而言不需要矫正。

假如屈光检测结果高于表中的数据 0.25~0.50D,则需要注意观察;在检测结果高于对照值 +0.50D 以上时,则应接受规范验光检测,并向眼视光学专家、有经验的验光师咨询有关远视的矫正问题。

表 4-5　儿童、少年正常生理性远视屈光度参照表

年龄 / 岁	屈光度 / D	年龄 / 岁	屈光度 / D	年龄 / 岁	屈光度 / D
出生	+3.50	5	+2.25	10	+1.00
1	+3.25	6	+2.00	11	+0.75
2	+3.00	7	+1.75	12	+0.50
3	+2.75	8	+1.50	13	+0.25
4	+2.50	9	+1.25	14	0.00

2. 裸眼视力状况

裸眼视力状况是儿童、少年远视眼是否需要矫正的第 2 个参照的指标，表 4-6 就是 2~6 岁儿童正常裸眼视力的参照表。

表 4-6　2～6 儿童正常裸眼视力参照表

年龄 / 岁	2	3	4	5	6
视力	0.5	0.6	0.8	1.0	1.2

当儿童的裸眼视力与表 4-6 中的参照值一致或高于参照值时，是不需要接受戴眼镜矫正的。假如孩子的裸眼视力低于表 4-6 中的参照值，屈光矫正则是必须接受的选项。

3. 有没有并发症

远视眼最常见的并发症有两个：内斜视、弱视。倘若孩子没有并发症，一般无需矫正；倘若存在并发症，就应当予以矫正。

七、儿童、少年远视矫正需要注意什么问题？

儿童、少年远视矫正一定要注意以下两个方面的问题。

1. 屈光检测方面

（1）"高估"视力的现象。

这是在屈光筛查、儿童验光中普遍存在的现象。例如一个 3 岁的儿童具有 0.6 的裸眼视力本是很正常的事情，但检测者往往会给出弱视的诊断，这种人为"被弱视"现象是经常发生事情。而"被弱视"的孩子就会没完没了接受那些毫无意义的"治疗"。

（2）使用瞳孔散大时检测的数据配镜。

目前，有个别部门正在使用瞳孔散大时检测的数据给有并发症的儿童、少年远视眼配镜，这显然会导致远视眼并发症得不到最佳矫治效果。尽管这样做的部门极少，但对被矫治的孩子来说却是实实在在的耽误。

根据上述情况，特将是否需要进行屈光矫正的信息编制成表 4-7 以供参考。

表 4-7　关于儿童远视矫正方案的推荐意见

矫正处置		远视程度		裸眼视力		并发症			
						斜视		弱视	
		正常	异常	正常	异常	无	有	无	有
处置	无须矫正	√		√		√		√	
	缓矫正		√	√		√		√	
	必须矫正				√		√		√
综合建议		（1）三项指标，有两项指标异常应当接受屈光矫正； （2）只要有并发症，就必须进行屈光矫正								

2. 眼镜配制的注意事项

在让孩子接受远视眼屈光矫正时，要注意以下问题。

（1）散瞳检测的度数不应作为配镜数据。

瞳孔散大时检测的数据不是正常人现实生活、学习时眼睛的数据，此数据对于远视眼存在过度矫正的问题，不能起到最佳矫正效果（特别是有并发症存在时），戴用这样镜度的眼镜必然会延长远视并发症矫治的疗程。

（2）眼镜架一定要与孩子的瞳距相符。

给孩子配眼镜，眼镜架的大小一定要和孩子的瞳距相符，只有这样孩子在看正前方的目标时视线才是一条直线（图 4-23 上）。

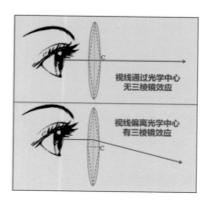

图 4-23　视线通过镜片位置不同效果不同

倘若眼镜架与孩子瞳距不符，看正前方目标时视线就会像图 4-23 下一样拐一个弯。这样的话，不但容易产生视觉疲劳，甚至还会导致复视问题。

（3）眼镜的"质"不在于"贵"，而在于镜度"准"。

对于儿童远视眼（尤其是伴有并发症）的矫正，最关键的就是通过"凸透镜"将远视眼的 F' 迁移到视网膜（F）上（图 4-24），能发挥这样作用的镜片就是要"光度准"，与镜片的"贵"、特殊性能无关。做到"光度准"必须有两个条件予以保证：

① 验光得准。这方面的问题将在第六章中予以探讨。

② 镜片光度得准。目前国产眼用镜片质量是相当好的，完全可以适用屈光不正的矫正需要。

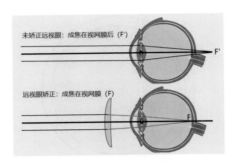

图 4-24　远视眼矫正前后成焦位置对比

 弱视是怎么发生的?

儿童远视眼为什么容易发生弱视呢? 这要从儿童远视的特点说起。

1. 调节与集合

儿童远视要想看清楚目标，就需要使用更多的调节力，这又带动了过多集合力的付出，过多的集合力必然导致眼球过多的内转，这就使得双眼不能再把双眼的视像融合（图 4-25 左），而是左、右眼各管各的成了两个分离的视像（图 4-25 右），这种现象就叫做复视。复视像会给人的日常生活带来很大的不便。这种情况会在大脑皮层的参与下对其中一只眼的信息进行主动抑制，被抑制的眼也就发生了弱视。

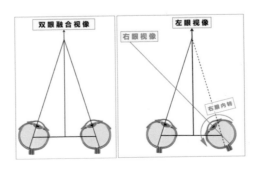

图 4-25　内斜视产生复视原理示意图

2. 屈光参差

儿童远视眼中有相当一部分存在屈光参差的问题，这是导致弱视发生的第2个常见因素。当两眼屈光参差的量 ≥ ±2.50D 时，就会发生"同心性复视"（图4-26）。

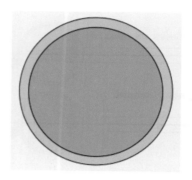

图4-26 屈光参差 ±6.25D 的同心性复视比例示意图

显然，两眼看到这样的复视像不管是对认识、判断事物，还是在精神方面都会带来很大的问题，这时人的大脑皮层就会对其中屈光度较高的眼视觉信息进行主动抑制，被抑制的眼也必然会发生弱视。

简单地说，两只眼本应协调来完成双眼的视觉功能，但是倘若有一只眼"调皮捣蛋""添乱"，我们的大脑皮层就会"剥夺"这只眼从事"视觉劳动"的资格，此时这只眼就处于"被废用"状态，这就是弱视发生的道理。

 九、 **弱视对儿童有什么危害?**

弱视对儿童有什么危害呢？这是家长比较关心的问题。弱视的孩子在视觉上最大的缺陷就是双眼视觉极差，甚至是不存在双眼视觉。

没有良好的双眼视觉的具体表现有两类。

1. 分不清相邻物体的远近

分不清物体远近最突出的表现是：孩子在挑选物体时，总出现拿错的现象，很难做到准确拿到自己想要的物品；在拿取单一物品时，会出现一次拿不准，必须通过几次尝试才能拿到。这种现象就叫做手眼不协调，这种不协调在日常生活、工作中会表现为"小错误不断"，这种状况显然是不能适应精细工作的。

2. 没有精确的距离感觉

缺乏距离感觉的人对自己与客观物体间的距离判断就会很差。当孩子到一个陌生环境中时，适应起来就会比较困难，其避险的能力也会很差。即便是在比较熟悉的环境中，也会对突然出现的意外情况感到措手不及，小孩子存在弱视很容易在过马路时发生本不应发生的交通事故（图4-27）。

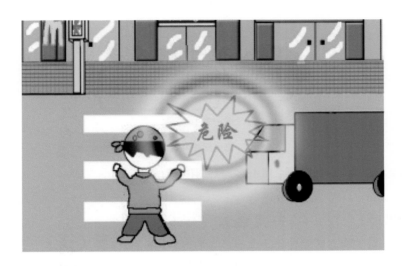

图4-27　弱视儿童不能准确判断距离，容易导致意外交通伤害

因此，弱视绝不是小事，一定要抓紧时间进行积极、有效的矫治。

 ## 十、弱视矫治到底需要多长时间？

一旦得知孩子患有弱视，家长就渴望能在最短的时间使孩子的视力状况得到恢复。在接受矫治时，大夫会给予一个相对漫长的计划疗程。经过矫治，不少孩子的视力很快就得到明显的改善，并在不太长的时间得到恢复。但是也有相当数量的孩子经计划疗程的矫治视力仍得不到改善，有的孩子甚至经过2年多的矫治仍没有令人满意的改善。

为什么会有这样大的差异，弱视的矫治到底需要多长时间，目前没有统一规范的说法。在这里需要说明以下两点。

1. 弱视 ≠ 近视

弱视与近视经相应的处理，效果的呈现是不同的。一般来说，近视眼一经矫正，其效果一定是"立竿见影"的，这是因为近视眼视细胞"看"的视功能没有发生障碍。但是，弱视则不同，其视细胞已经受到抑制或伤害，因此不管用什么办法，要想一两天就见到明显的效果则是不可能的，必须通过相应的屈光矫正和视觉训练，视细胞的功能才会重新被唤醒，这就是图 4-28 中表明的弱视"视力差"不能取得立竿见影的效果的道理。

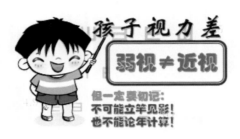

图 4-28　接受弱视矫治须知

2. 弱视治疗不能论年计算

弱视儿童的视力矫治虽然不会有"立竿见影"的效果，但是也不能"遥遥无期"。经"矫治"没有疗效一定要考虑以下的三种可能性：

（1）矫治措施、方法正确，但执行不到位。

弱视矫治并无秘密可言，因此矫治措施错误是极为少见的，一般都是因为指导不到位、家长监督不力等因素导致的操作不到位，致使矫治训练不能发挥应有的作用。

例如，图 4-29 是两盘豆子，其中图 4-29（a）是 1 盘青豆，图 4-29（b）是 1 盘红豆放了几颗青豆。

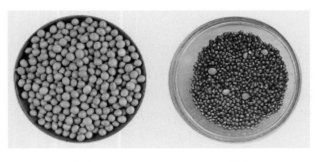

（a）　　　　　　　　　　　　　（b）

图 4-29　两盘豆子

倘若用图 4-29（a）作为捡豆子训练的材料，只要捡，不用看准不准总会捡起 1 颗来，这就很难起到应有的视觉训练作用，训练效果就会差。但是图 4-29（b）就不同了，只让捡青豆，这样视觉训练的强度就可以保证了，看不准就捡不起来，自然训练的效果就会明显。

（2）"贪大追求高端"，没有发挥矫治作用。

目前用于矫治弱视的仪器种类很多，价格从几十块到几千块，一般从事弱视矫治工作的都会向家长积极推荐一种或几种仪器。就目前接受仪器矫治的孩子的家长反映，这类仪器的矫治作用并不明显。之所以使用这些仪器不能取得明显的矫治效果，应当与视觉训练不到位有一定的关系。

（3）根本不是弱视，情况比弱视要复杂得多。

再就是有个别的"弱视"儿童，只是有与弱视类似的不能矫正到正常视力的症状，但实质上可能根本就不是弱视，例如视神经发育不良等。

十一　对弱视最有效的矫治措施是什么？

什么样的治疗方案对弱视矫治最有效呢？对于远视眼引起的弱视的矫治主要是屈光矫正、视觉训练、其他辅助措施三个方面。

1. 屈光矫正

屈光矫正是远视并发弱视矫治的第一个环节，其目的是：通过屈光矫正为弱视眼提供可以看清目标的屈光条件。其中最关键的是眼镜的屈光度要与眼睛的屈光状况达到最高的吻合状态。这是弱视矫治能够成功的先决条件。

2. 视觉训练

视觉训练就是通过强化弱视眼"看"的强度，来促进视觉细胞的视觉功能的兴奋程度，从而达到使视力逐渐恢复到正常视力的结果。视觉训练是弱视矫治能够成功的操作性条件。

3. 辅助措施

除以上两项措施外，其他的仪器、措施都属于辅助措施。

在弱视矫治中，屈光矫正、视觉训练在弱视治疗中发挥的是主力军作用，辅助措施所起的作用只是协同、助力的作用。主力军作用发挥不出来，或没起到应有的作用，仅凭辅助措施，弱视的矫治是不可能达到预想的效果的。

十二 儿童弱视矫治成功后会不会复发?

　　"儿童弱视会不会复发呢？"这是家长格外关心的一个问题。现实中矫治成功后的确存在着明显的差异，有的就不再复发，但也有复查视力又下降的现象。这到底是为什么呢？有人给了这种情况一个说法：弱视矫治成功后有一个视力回退、弱视复发的过程。这种说法是有待商榷的，既然已经矫治成功，就应当是弱视的历程已经结束了。再次出现视力低下、屈光矫正不能达到正常视力，只能说是又一次发生了弱视，是又一次弱视历程的开始。为什么弱视会再一次发生呢？

　　假如第一次矫治成功后"致弱视因素"已经不存在了，弱视当然就不会再发生，当然也就皆大欢喜了。但是，矫治过程中，对原有的"致弱视因素"一般是不太关注的，或根本就不会将其当回事。倘若矫治成功后原有的"致弱视因素"还存在，只要对"致弱视因素"不采取相应的措施与对策的话，弱视的再次发生则是早晚的事情。

　　因此，当孩子弱视矫治成功以后，不可掉以轻心，一定要清楚"致弱视因素"是否还存在。倘若还存在，那就必须在一定程度上继续保持相应的矫治措施，直至12岁以后，这应当是防止弱视再次发生最合理的措施。

散光是怎么回事？

不少家长对既是近视又是远视，还有散光不太理解，特别是对散光最不能理解，会问散光是怎么回事。通过图 4-30 就看得比较清楚了。

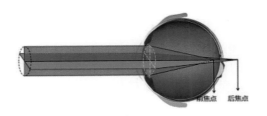

图 4-30　散光眼屈光示意图

图 4-30 中呈垂直方向红色光入眼后经折射聚焦成 1 个焦点，呈水平方向的绿色光经折射又聚焦成另 1 个焦点，垂直方向聚焦的焦点靠前所以叫前焦点，水平方向聚焦的焦点靠后所以叫后焦点。

假如两个焦点都位于视网膜前，这样的眼就叫做复性近视眼，通常又称为近视带散光；两个焦点都位于视网膜后，这样的眼就叫做复性远视眼，通常又称为远视带散光。

倘若两个焦点分别位于视网膜前、后，这样的眼就叫做混合散光眼。这就是人们通常说的，一只眼既有远视又有近视的情况，应当说这是屈光矫正难度相对较大的一种屈光不正。

 ## 散光是怎么来的？

散光眼孩子的家长经常会问，散光是怎么来的？特别是孩子散光度数比较高的时候，一定会问这个问题。散光眼的形成不外乎以下三种原因。

1.眼睑对角膜的压迫是轻、中度散光的成因

眼睑与角膜的关系如图4-31所示。一般来说，上眼睑会遮盖一部分角膜（图4-31中红色虚线上方），并对其施加一定的压力，这就导致了角膜在垂直方向的弯曲度会有一定变化，这就是眼睑压力导致散光的原因所在。

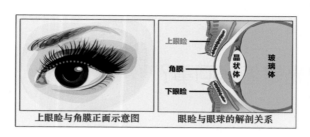

图4-31　上眼睑与角膜的关系

2. 遗传因素是中、高度散光的最主要原因

中、高度散光绝大多数是由遗传因素导致的，到底是什么类型的遗传目前并不十分明确。但是，散光的遗传倾向还是很明确的，只要家长有高度散光，孩子也会有高度散光，而且在散光度及轴向也会比较接近。

3. 创伤、意外伤害是造成不规则散光、高度散光的重要因素

（1）**角膜、晶状体疾患**　涉及角膜、晶状体的疾患都会导致散光的出现，特别是涉及角膜的浸润性改变、瘢痕形成的过程，都会因不规则的收缩导致严重的不规则散光和高度散光。

（2）**创伤与意外伤害**　爆竹意外伤（图4-32）是严重屈光异常的一个因素。近年来，大中城市都在积极推进"爆竹禁放"工作，这也使得爆竹致伤、致残的现象得到了有效的控制。但因工作中操作不慎所导致的伤残还是时有发生，轻者导致视力下降、高度散光，重者则丧失视觉功能。

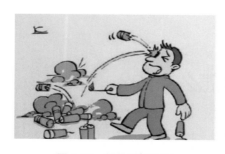

图 4-32　爆竹的意外伤

在验光配镜中能见到的只限于前两种因素引起的散光，其中绝大多数属于轻、中度散光，高度散光则相对较少。

三、 散光眼为什么比近视还难受？

散光眼，特别是中度散光眼，在日常生活中不舒适的自我感觉要比近视眼、远视眼明显得多，而且更容易产生视觉疲劳。这又是什么原因呢？我们先来看图4-33，单纯屈光不正就是没有散光成分的屈光不正，复性屈光不正就是带有散光的屈光不正。

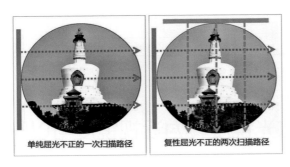

单纯屈光不正的一次扫描路径   复性屈光不正的两次扫描路径

图4-33　单纯屈光不正和复性屈光不正的视扫描路径

没有散光成分的眼，在观察实物时只进行1次单向扫描（图4-33左）就可以看清整个画面的细节了。但是，对于含有散光的眼来说则需要进行2次扫描（图4-33右），否则就不能全面了解目标的细节。也就是说散光眼在日常"看"的时候工作量整整加大了一倍，是用2天的眼力干了1天的"活"，这样的付出怎么可能会舒服呢？

在此，必然有人会问："×××好几百度散光怎么就没听他说过累呢？"人在1.25DC±0.50DC时，要想看清楚目标就会自动调节并扫描。但是，当散光度达到好几百度时，调节、扫描还是看不清楚细节，大脑就会发出停止2次扫描的指令，反正也是看不清，模糊就模糊吧。尽管看不清楚，但眼睛的劳动强度降低了，自然也就不累了。

四、 是否可以不配散光？

从屈光矫正的原则来讲，散光的矫正应当做到"足度轴正"，即度数要准，轴位要对正。

那么，有散光，可不可以不配呢？应当说，不配并非绝对不可以，毕竟眼镜即便有差异也不会导致什么了不得的大问题。但是有散光不配上，往往会导致视觉疲劳。原来看不清楚，散光对视觉的干扰作用并不十分明显，但是当视力有了明显提高以后，散光眼诱发的视觉疲劳就会格外突出。因此，有散光不配，不是一个好的选项。

散光程度有高有低，其简要信息见表 4-8，孩子验光发现有散光时，可以参照此表选择相应的配镜方案。

表 4-8   不同程度散光的自我感觉核赔警方案

散光程度		轻度	中度	高度
光度范围 / DC		0.25~0.75	1.00~2.00	2.00 以上
症状表现	视力	下降 1~2 个级别	下降 2~3 个级别	下降 3 个级别以上
	自我感觉	几乎可以忽略	不舒适明显	不太明显
矫正效果	分辨力	有效	明显提高	显著提高
	试戴感觉	无异常感觉	略有，但可接受	明显，常需降度
	配镜方案	完全矫正	完全矫正	降度，过渡矫正
		（尽可能不做等效球镜转换）		

将散光镜度转为近视镜度可以吗?

在散光矫正中，常常会因镜度试戴中存在不适应的问题被建议将散光度转为近视镜度的办法处理，这种处理方法叫做等效球镜度的转换。这种做法可取吗?

1. "等效转换" 后的变化

对散光进行 "足度轴正" 矫正获得一个焦点，这个焦点恰好就位于视网膜上。假如将散光转换为球镜度的结果又是怎样的呢? 我们以 −0.50DC（50 度近视散光）为例来说明。−0.50DC 折半转换后为 −0.25DS（25 度近视），这样的话，不管在视网膜前还是在视网膜后均留下 −0.125DC 的残余镜度（图 4-34）。

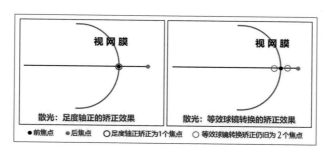

图 4-34   散光：足度轴正矫正与等效球镜转换矫正效果

对这样的残余镜度，一般人还是可以察觉出来的。但是，这种视觉感受远胜于不戴眼镜的感受，因此这样的转换对于大多数人来说还是可以接受的。

2. "等效转换"不可以任意而为

鉴于对 0.50DC 转换的体验，现在有人就将这种方法"发扬光大"了，将 1.00DC、2.00DC，甚至 3.00DC 都进行转换的处理，这显然不符合视觉需求。例如，1.00DC 转换后为 0.50DS，这样就使得在视网膜前、后各有 0.25DC 散光残留，这样的残留不但会导致视觉疲劳现象，还有可能为将来的屈光矫正带来新的难度。更不要说更大的散光度了。

综上所述，对散光度进行"等效转换"是不宜任意而为的，限定在 0.50DC 是比较适宜的，不宜随意扩大。对 ≥ 0.50DC 的配镜者进行"等效转换"作为过渡性配镜还是可以采用的，但应在 3 个月内完成过渡，重新予以验光配镜。

高度散光的人看远、看近感觉有差异是怎么回事？

对于高度散光的人来说，戴上眼镜看远没问题，但在看近时总觉得有点不一样，这种感觉在新配的眼镜初戴时比较明显。在戴用一段时间后，这种感觉会明显减轻，但在长时间近距离工作时仍旧会出现。这种现象在孩子写作业时间长的时候也会出现。这到底是怎么回事呢？我们通过图 4-35 来说明这个问题。看远时镜片的散光轴线正好通过瞳孔中心（图 4-35 左），因此眼睛的散光就会被完全矫正，看东西自然就会比较舒适。但在看近时，眼球一定会内转但眼镜仍旧保持在原位，这就导致了散光轴线与瞳孔中心的分离（图 4-35 右），这时眼的散光就得不到完全矫正，这种状态所产生的残余散光就是导致不舒适、近距离工作不能持久进行的原因。

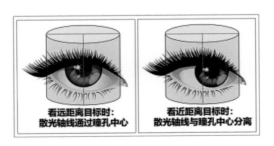

图 4-35　散光眼看远、看近的感觉有点不一样

对于这样的情况该怎样解决呢？这要根据从事近距离工作的劳动强度来确定。假如近距离工作强度不大，仍旧使用远用眼镜看近是没什么问题的，但应保持较大

的视距，绝大多数成年人采用这种方法还是可行的。

　　倘若整天离不开电脑，需要长时间从事书案工作，就应当配一副专门看近的眼镜，看近时就能使视线通过光学中心了，不但散光得到了完全的矫正，近用屈光矫正度眼镜的使用也可以起到有效控制近视的作用。孩子作业多是很难解决的问题，配一副专门用于看近的眼镜还是比较适宜的。对于具有高度散光的孩子配一副适宜的近用眼镜更是舒适学习、提高学习效率的有益办法。

第五章

怎样控制近视才能有成效

第一节　　近视度数年年长

孩子一旦近视，就面临着度数年年长，甚至有的还会长得飞快的问题。面对这种情况，没有一个家长会不着急。那么孩子近视了，为什么还会年复一年的长度数呢？不弄清这个问题，就找不到对付近视不断增长的办法。

年年长的道理

1. 孩子眼睛的屈光度始终在长

不管孩子眼的屈光状态是怎样的，但屈光度是在不断变化着的，其总的趋势如表 5-1 所示。从表中可以看出，假如 6 岁时眼睛为远视 +2.00D，10 岁时则为远视 +1.00D；6 岁时已经是正视 0.00D，10 岁时则转变为近视 -1.00D；6 岁时已经是近视 -1.00D，10 岁时则发展为近视 -2.00D。这就是儿童眼睛屈光变化的基本走向。

表 5-1　6 ～ 10 岁不同屈光性质屈光的变化趋势

远视眼					正视眼					近视眼				
屈光度/D	6岁	7岁	8岁	9岁	屈光度/D	6岁	7岁	8岁	9岁	屈光度/D	6岁	7岁	8岁	9岁
+2.00					0.00					-1.00				
+1.75					-0.25					-1.25				
+1.55					-0.50					-1.50				
+1.25					-0.75					-1.75				
+1.00					-1.00					-2.00				
+0.75					-1.25					-2.25				

2. 少年儿童屈光变化的规律

从表 5-1 中不难得出这样的结论：不论眼睛的屈光性质如何，其变化是持续不断地去正镜度化（也可以说是持续不断地负镜度化）过程。这一变化规律反映出的就是少年儿童在生长发育中的屈光发育的基本规律。可以肯定说，这种变化是客观的，想阻止这种变化是不现实的。

二、正常的增长与异常的增长

少年儿童在生长发育中的屈光变化，对于不同性质的眼屈光引起的关注程度是不同的。对于远视眼来说，几乎无人关注；对于近视变化的关注是异乎寻常的。那么应当怎样关注这一问题呢？

1. 关注儿童所有屈光发育

开展孩子眼睛保健、近视眼预防的工作，不应当仅限于已经近视的儿童，更应当针对所有的儿童。即便当前仍旧是正视眼甚至是远视眼的儿童，倘若不采取相应的预防控制措施，有相当一部分儿童发展成近视眼的速度会得到有效的控制。但是，时至今日，尚未见到针对所有儿童且能够切实执行的措施。我们呼吁有关专家学者不要在不切实际的"减轻课业负担"上打转转，而是应尽快拿出切实可行的措施和方法。

预防控制近视的工作是关系中华民族未来的大事，需要全社会都行动来（图5-1）。作为家长来说，不能只是等待措施出台，而是应当首先积极行动起来，做好自己孩子预防控制近视眼的工作。倘若所有的家长都行动起来，近视的发生、发展一定会被遏制。

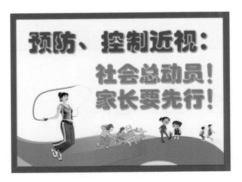

图 5-1　预防控制近视：社会总动员，家长要先行

2. 分清"正常"与"超速"的增长

孩子在生长发育中，眼睛的"去正镜度（或负镜度）化"是必然发生的，这种

变化是自然成长发育的必然规律，我们是阻挡不了的。但是，我们应当对这种增长的速度有所了解，知道什么样的增长是生理性的，什么样的增长是超过了正常发育的水平。从目前国内儿童屈光发育的状况调查来看，不同年龄儿童的生理性远视的数据如表 5-1 所列，表中显示儿童眼睛的去正镜化的速度为 +0.25D/ 年。由此推断，儿童近视眼正常的增长速度理应为 −0.25D/ 年。这就是孩子在生长发育时期最理想"去正镜度（或负镜度）化"的速度。倘若每年减少（或增长）的数据超过这一速度，就是"超速"了。

在这里之所以用"超速"而不用"异常"来表述，是因为"超速"必然是某些原因造成的，这种"超速"对于这些原因来说是合理的，与习惯上讲的异常的概念有着很大的不同。

3. 建议"正常""超速"的划分和对策

孩子眼睛屈光度的变化应当怎样判定呢？该采取什么对策呢？目前眼视光学界尚无定论，医疗、验光配镜部门也无统一规定。鉴于此，根据在太德明眼镜店验光配镜的实践经验编制成表 5-2，供家长们为孩子做近视预防控制工作参考。

表 5-2　去正镜度（或负镜度）化幅度与对策

年变化幅度 /D	远视眼降低	+0.25	+0.50	+0.75 以上
	近视眼增长	−0.25	−0.50	−0.75 以上
增长幅度判定		正常	疑似超速	超速
处置	配镜	可以暂缓配镜	预约复查，复查确认后配新镜	重新配镜
	其他	继续做好日常科学用眼工作	检讨日常用眼情况，有不当，应予纠正	提高科学用眼意识，改善不良用眼习惯，加强监督提醒
	定期复检	每年 1 次	每半年 1 次	近期：3 个月

 三、 **为什么会"超速"增长**

生长发育中孩子的眼睛度数为什么会"超速"增长，这显然不能用"遗传学"来解释。那什么原因导致了"超速"增长呢？目前最常见的说法有以下三种。

1. 吃糖过多

目前被很多人认同的一种说法是"吃糖过多"，降低了眼球壁的坚韧性，眼轴伸长造成近视的发生和发展。

这种说法是一种推测，并无充分的证据。况且，糖被食用后也不会在血液里长期聚集着，而是会在生物化学著名的"三羧酸循环"中进行代谢、转化，过多的碳水化合物（糖）将会被构建为蛋白质和脂肪。因此，"吃糖过多"导致近视的发生和发展这种说法，只能姑且听之，但不可信之。

2. 蛋白质、维生素缺乏

另一种流传比较广的说法是蛋白质、钙、维生素缺乏，促进近视的发生和发展。从目前饮食结构上而言，比过去来说合理多了，人们摄入的蛋白质、维生素比几十年前改善了很多，怎么近视眼反而增多了呢？显然这种说法的"根基"有些不牢靠。

国内有人探讨过血钙、头发中钙含量与近视眼的关系，结论是：近视眼与非近视眼无明显差异。

曾经有人通过补充维生素 A、维生素 D 来干预近视，结论是：未见疗效。

3. 近距离视觉工作

这是最引人关注的与近视眼相关联的因素，这类因素虽然只有动物实验的证据，但是对不同人群的大量调查所得出的结论，对近视眼发生、发展的认识、预防、控制提供了极有价值的信息。

目前视光学界公认的近视眼的两个原因是遗传因素和环境因素。目前已经确认与近视发生有关的职业、学龄、时代、城乡、电子设备、课业负担、近距工作负荷等诸多因素，无一不与近距离工作有关。因此，可以基本肯定，长时间持续高强度近距离工作是近视眼发生及"超速"增长的最重要的原因。这个问题不能有效解决，近视眼的"超速"增长就不可能得到控制。

一 谨防"盛言"之下的难副

青少年近视是全社会都关注的问题，不少人看到了其中巨大的商机，纷纷在做近视治疗和控制的"文章"，方法更是层出不穷，相关的仪器也在不断地更新换代，寻找到的理论也已经"攀高"到量子力学的水平。应当怎样识别这些方法的真伪呢？在此，介绍几种最简单的判断方法。

1. "治疗"目前还是一种期望

目前，对于近视眼有各种各样的"治疗"，而其中比较"火"的非准分子屈光手术莫属。那么，屈光手术算不算对近视眼的治疗呢？我们通过图5-2说起。

现在的屈光手术，不管是否掀起角膜表面的上皮，都是切削掉图5-2①板层中红色的这一部分，这样的话就等于在角膜上去除了一个类似透镜的透明组织，而将角膜做成了一只与去除部分性质相反的透镜。近视眼屈光手术后角膜变平变薄，表面的形态如图5-2②；远视眼屈光手术后角膜有点像个小山包，其表面的形态如图5-2③。

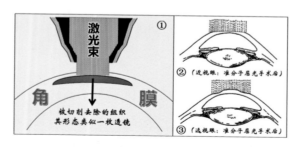

图5-2　准分子屈光手术角膜成型示意图

接受这种手术的人，都是很忐忑的，很怕会演变为圆锥角膜（图5-3）。应当说屈光手术导致圆锥角膜的案例还是不多见的，但不会是"0"。既然接受手术，导致这个问题出现的可能性一定是有的，术后角膜变薄了，膨隆突出成为圆锥角膜的概率肯定是要比正常角膜大得多了。

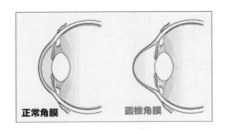

图 5-3　正常角膜与圆锥角膜对比示意图

不管是近视眼还是远视眼，都是以眼球的前后径变化为主，角膜表面的形态变化几乎可以忽略不计。这就是说，只有改变近视眼、远视眼的前后径的处置方法才是真正意义上的治疗。因此，不管是把角膜削平削薄，还是把角膜修成山包，都不能叫做治疗，仍旧属于屈光矫正的范畴，只不过这种矫正方法采用的手段是外科手术而已。

屈光手术都称不上是对近视眼的治疗，可想而知，那些转眼、冥想之类的方法恐怕是连矫正的边都沾不上，更不用说治疗了。

应当说，但凡号称"治疗"近视眼的方法，都是不实之词，弄不好就是在"挂羊头，卖狗肉"。

2. 视力改善≠近视度降低

当前，对近视眼的视觉训练也堂而皇之地兴旺起来了。是不是视觉训练真能使近视度数下降呢？

（1）视觉训练可以改善视力吗？

视觉训练的确可以改善"视力"，但是改善是有限的。为什么视觉训练可以改善视力呢？视觉训练也和其他人的能力训练一样，也存在一个熟能生巧的问题。人在识别视标时，习惯上是以图 5-4 ①～③的分辨程度进行识别的，此时的视力的偏差大致在 1~2 行视标。但接受视觉训练后，就有可能勉强分辨出图 5-4 ④～⑥，这就是视觉训练可以改善视力的真相。这种视力的改善也是有限度的，图 5-4 ①和图5-4 ⑥在分辨程度上，大约在 2~3 行视标，因此这就是训练改善视力的限度。

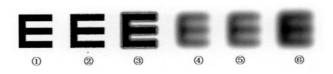

图 5-4　视觉分辨清晰程度对比

通过训练是否能改善视力，取决于训练前的习惯辨识程度。训练前习惯辨识程度为图 5-4 ①，训练后可以提高 2~3 行；倘若训练前习惯辨识程度已经达到图 5-4 ⑥，虽经训练也不可能改善视力。这也是不少人在刚开始训练时觉得挺有效，而继续训练的效果却没有体现的原因所在。

（2）训练不能改变眼的屈光度。

没有证据能说明视觉训练可以改变眼球的前后径，因此通过视觉训练降低近视度数说法是不可信的。那么，为什么有人就是相信视觉训练能降低近视度，而且是拿着自己被检测的数据来证实。应当说，这不过是营销者应用了一些小伎俩造成的假象而已。

① 验光中，分辨视标的清晰程度由图 5-4 ①降低到图 5-4 ⑥时，屈光度必然会降下 −0.50~−0.75DS。但这种降低是虚假的，是人为降低分辨清晰程度换来的。

② 接受视觉训练的基本上是少年儿童，调节能力相对比较高，接受有限度的近视度过度矫正在生理上是可以耐受的。因此训练前采取验出一定过矫的屈光矫正度，训练后再采用①的方式处理，就可以获得"高于"−0.75DS 的下降幅度。

不管采取怎样的策略，只要采用规范的验光，将视标的分辨质量定在图 5-4 ①的标准，这些虚假的下降就会显露马脚。同样，这种现象也逃不过电脑验光仪的检测，因为电脑验光仪的检测是客观的。

3. 全面检查只是"验光"过度包装的一种形式

目前，对孩子的验光也存在"过度包装"的问题（图 5-5），执行这种策略的营销会千方百计让孩子接受这些检查。作为家长一般也只能接受这类检查。

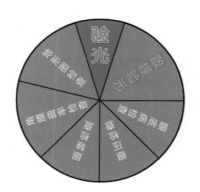

图 5-5　过度包装的验光

对这些打包在验光中的检查项目，就目前而言恐怕只能接受，但作为家长和配镜一方来说，应该明白以下几点：

① 不配隐形眼镜，角膜曲率检查、角膜地形图检查就没有意义。

② 既然是屈光不正，眼轴理应有变化，查不查也改变不了屈光不正的性质。

③ 既然是验光配镜，特别是少年儿童，眼底、眼压不会有什么问题，假如孩子眼底、眼压有问题，恐怕就顾不上验光配镜了。

④　瞳孔散大检测的屈光矫正度既不能用于配镜，也不具有判定"假性近视"的功能。

4. "高大上"的落实需要条件

目前关于"全焦""环焦""离焦"的概念堪称镜片里的"高大上"，这些镜片对近视的控制作用及原理，也已经成为近视眼矫正中的热点话题。这些镜片对控制近视是否真能发挥预想的作用，不能仅凭宣传册页、网络上的说辞来判定，还是要通过理论上的探讨和实际戴用的科学统计数据来说明。倘若理论上都不具有科学的严谨性，那实践的结果就会缺乏科学的合理性。这里以两款"全焦"镜片来分析这类镜片在镜度分布上的相关问题。

（1）第一款"全焦－①"镜片　图5-6左是一款网络上很流行的"全焦"镜片，其光度分布状况如图。这款镜片的说明是：先进的自由曲面设计技术，打磨出更加适合眼生理特征的中心和周边度数，并释放配镜者眼位运动，缓解眼部疲劳，能减少旁中心离焦现象并使可见清晰视野最大，符合人的扫视习惯，有足够的周边清晰度、舒适度。

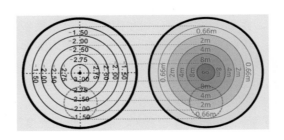

图5-6　"全焦－①"镜片光度分布及所对应的无调节视距示意图
（图中绿色圆的轨迹，为本书作者说明相关问题所附加）

这款镜片渐次降度呈环形，对于看天和看地是没有区别的，这与人看天趋向远、看地趋向近的视觉习惯是不相符的，这是其一。

其二，这款镜片只有眼睛正前方中心区域是远用光度，因此，看不同高度的远距离目标需要通过头的运动来进行辅助对焦，这样的头部运动也不是人们眼位所习惯的模式。

其三，在看近时，因镜片下方（绿色圆环区域）没有一个比较宽大稳定的近用光度区，因此在进行阅读时，只要视线与页面不垂直，可能变化2~3行字符都需要进行眼的调节，这种情况对近视的控制有没有影响、影响到底有多大，目前还不清楚。

其四，当我们将镜度转换成无调节情况下的视距表达方式，如图5-6右所示，将这种视距表达方式用空间向量来表示的话，其纵向剖面则如图5-7所示，很显然这样的视觉空间在现实中是找不到的。不在这样的空间中使用，是否能充分发挥镜片最大的视觉效应，恐怕就值得商榷了。

从以上分析看，这款"全焦－①"镜片不太适宜全天候戴用，也不太适合长时间看近使用。其最适宜的使用环境应当是：通过镜片中心正视正前方时使用。但是还需要顾虑到一个问题：由中心向周边的环形渐次的降度必然会使周边区域的清晰度降低（不太可能是足够清晰度），周边视野清晰度的降低显然是与控制近视增长的说法是不太协调的。

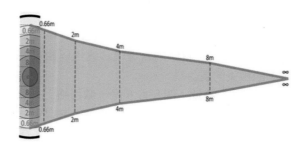

图5-7　"全焦－①"镜片的无调节视距视野模拟空间的示意图

（2）第二款"全焦－②"镜片　这款全焦镜片应当是吸收了渐进镜片的某些特点（镜片的上部），并将"全焦－①"的下部镜度分布重新设计为弓背向上的自上而下渐次降度区域。这款全焦镜片具有与单光镜片相近的远用区域，这显然决定了这款镜片可以适用看远的特点。其弓背向上的自上而下渐次降度区域，应当适合由远及近的视觉需求。这款全焦镜片标出的近用附加镜度（add）为 +0.75DS，因此，这款镜片属于"抗疲劳"性质的镜片（图5-8）。

"全焦－②"镜片下方也没有比较宽大、稳定的近用光度区（绿色圆环区域），而且其近用附加镜度为 +0.75DS，也不符合所有长时间持久近距离工作时使用。

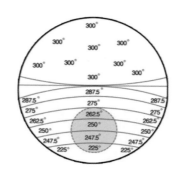

图5-8　"全焦－②"镜片光度分布示意图
（图中红环绿色圆为本书作者说明相关问题所附加）

从以上分析至少可以肯定，不管是"全焦－①"镜片还是"全焦－②"镜片都不是一款适宜全天候使用的镜片，而其中"全焦－①"镜片的使用条件应当更为苛刻一些。

二、准备尝试前，先要思考

只要孩子是近视眼，家长就会想着如何治，就会想着要控制近视眼的发展。面对各种纷繁的相关宣传、广告，到底应当选择什么样的策略？总体来讲，家长们应当做好以下两件事。

1. 记住三个客观现实

（1）近视还没有"治疗"方法：就目前科技发展的水平而言，对于近视眼还没有实际意义上"治疗"的办法和措施，因此凡言有"治疗"近视眼的措施和治疗效果的言语与文字皆属不实之词。

（2）眼镜的戴用效果不是"试"出来的：不管什么眼镜，其效果都是自身具备，一旦戴上就会呈现，而眼镜自身没有的效果，"试"也不会有。

（3）"假性近视"只是营销策略："假性近视"只是长时间看近后的瞬间症状表现，不论是在验光中，还是在配镜中，都无法获取到相关参照信息。被"假性近视"者，仍旧不能避免配眼镜提高视力的结果。因此，有关"假性近视"的说法只能是一种营销策略。

2. 明白一个道理

这个道理就是：眼睛生理有其自己的规律，而且这种规律是客观的，不可能被"拍脑袋瓜儿"道理所代替。比如，眼的调节力不能小于0就是这样的一条规律（图5-9）。

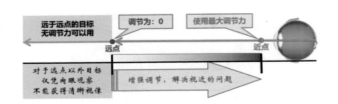

图 5-9　绝对调节不能小于 0

例如 −2.00DS 近视眼，其远点必然在眼前 0.5m 的距离，目标距离大于 0.5m，就没有调节力可用，只能获得模糊的视像，这是因为人眼是没有负调节力的。但现在有些地方流传，通过冥想目标，放松调节，就能看清楚大于 0.5m 的目标，这显然是违背眼睛自身的客观规律的，这类骗人的把戏除了蒙人钱财外不会有别的作用

3. 三思而后行

有关近视眼的"治疗""控制""训练"的信息，在网络上、营销中比比皆是，

言过其实的居多，蛊惑人心的不少。因此，对有关的信息一定要三思而后行。尽管当前花点钱不算什么大事，不要总想着"万一管事呢"，这些措施、方法潜在危害一旦发生，孩子眼睛受罪不说，还可能会留下终生的伤害，因此"三思而后行"还是非常必要的。倘若自己觉得没把握，也不妨找几个眼视光学家、眼科医生、验光师咨询一下，相关的问题总会弄明白。

三、有效控制近视的根本所在

控制近视眼的关键是什么？不搞明白这个问题，就谈不上控制近视发展的问题。有不少孩子每年都会长不少度数，每年长 -1.00~-1.50DS 应当是极为普遍的事情，本书作者曾见过 1 个上初中的孩子 3 个月近视屈光矫正镜度长了 -2.00DS 的个案。近视度数为什么会这样肆无忌惮、没完没了地增长呢？最重要的一个原因就是没搞明白控制近视眼的关键是什么？要说明这个问题，就要先了解近视眼是怎么来的。

1. 近视眼是怎样发生的

目前，公认的近视眼发生的两个主要因素是遗传和环境。遗传是从家长那里继承来的，这是无法控制的，总不能不让近视眼的人结婚生子吧？因此在这里只讲环境学说。环境学说的核心就是：持续高强度的视近工作是导致近视眼发生的重要因素，而电子产品的频繁使用则是其中最值得关注的问题（图 5-10）。

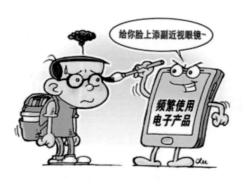

图 5-10　电子产品频繁使用是近视眼预防中最值得关注的问题

从生物进化的角度看，人眼是更适宜看远的器官，但随着社会的发展，近距离视觉工作在劳动中所占的比例越来越大，对于需要长时间持续近距离工作的人来说，只能用更适宜看远的眼从事近距离工作，这对眼睛来说是一种很沉重负担，重荷之下眼睛就会主动顺应近距离工作的要求，一旦近视这种负荷就会减小，自然会轻松很多，工作效率也会随之提高。

2. 为什么已经戴眼镜了，度数还会不断地增长呢？

这和广泛流传的经典戴眼镜的方式、方法有关。目前很多人认为：既然是近视眼镜，就应当是看近的时候戴，看远的时候不戴。可以说，这是一种非常不正确的眼镜戴用方法。这要从下面三个角度来说明：

（1）眼镜是用来看远的　作为近视眼，只需要配 1 副眼镜，这副眼镜一定是看远的。因此，不戴眼镜看远时是模糊的，戴上就看清楚了。之所以戴上眼镜也能看近，那是眼的调节功能发挥了作用。

（2）屈光不正眼＋屈光矫正眼镜＝人工正视眼（图 5-11）　戴上眼镜后，在一定意义上讲，眼和眼镜组合成了人工正视状态，这就回到了没有发生近视前的状态。

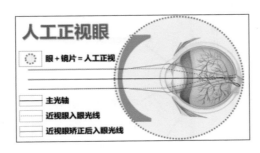

图 5-11　屈光不正眼＋屈光矫正眼镜＝人工正视眼

此时戴着眼镜继续投入到长时间持续近距离工作，就让眼睛又一次进入了新的顺应近距离工作的循环中，近视度数也就不可避免地增长。这就是配了眼镜度数还会长的原因所在。

（3）为什么近视度数总在长　前面两个内容了解了，近视年年长的问题也就容易理解了。只要你不能终止"戴着能够看远的眼镜从事长时间持续近距离工作"的行为，近视度数就会不断地长下去，应当说这也是 IT 工作人员非常烦恼的事情（图5-12）。

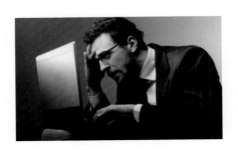

图 5-12　IT 工作人员的苦恼：年年长度数

一位从事 IT 工作的人问：我都 30 岁了，近视度数怎么还在长？其中的原因就是因为他始终是用能看远的眼镜从事每天 12 个小时以上对着电脑屏幕的工作。经过充分沟通，经过对其远用、近用屈光矫正镜度的检测、模拟试戴，采用配制远用、工作用眼镜各 1 副的办法，至今已经五年未发现镜度增长的变化。

3. 问题的关键

近视眼度数年复一年增长是与近距离工作的强度密不可分的。那么，看近时眼睛到底发生了什么生理变化呢？从图 5-13 中可以获得相关的信息。这些信息包括：睫状肌收缩、晶状体前凸、悬韧带松弛，其中起主导作用的就是睫状肌的收缩。

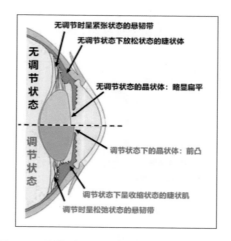

图 5-13　调节时晶状体、睫状体、悬韧带的变化

众所周知，调节力正是来源于睫状肌的收缩，过度使用调节力就是导致视觉疲劳、使眼睛向近距离工作适应发展的原因所在。假如在近距离工作时，我们不让睫状肌启动收缩"程序"，让它就保持在看远（或相对看远）的状态，视觉疲劳发生的概率自然会下降，眼睛向近距离工作适应的趋势自然也就会得到有效的控制。应当说，这就是后天性近视眼预防发生和控制近视过快发展的关键。

第三节　近视控制的最佳配镜方案

一　预防、控制近视的最简单方法

1. 用看远的眼力看近

以正视眼为例来说明这个问题（见图5-14），看无限远时是不需要适应调节力的。倘若在看近（A）时不使用调节力，则会成像在视网膜后（F′），就无法获得清晰的视觉。因此，看近（A）时我们的眼睛就会自动启动调节，使像落在视网膜上（F），这样我们就看清楚近距离的目标了。

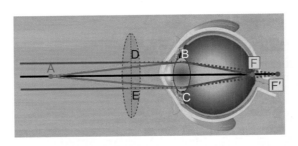

图 5-14　适宜的凸透镜是实现用看远的眼力看近的最简单方法

但是，长时间持续近距离工作会促使近视发生，我们能不能用看远的眼力来看近呢？应当说，只要如图5-14在我们眼前放置一块适宜的凸透镜就可以解决这个问题：由近距目标（A）发出的光线经凸透镜D、E两点折射后，就会以无限远光线进入眼的途径进入我们的眼，再经晶状体的B、C的折射准确地聚焦在视网膜上（F）。

从以上介绍可以得出结论：正视眼只要在近距离工作时戴用适宜的凸透镜，就可以不使用（或减少使用）调节力，这也就切断了持续长时间调节促进眼睛对近距离生物适应的通路，近视眼的预防就是可以实现的事情。

2. 近视眼看近时，其本身就不使用调节力

近视眼的视觉特征是看远模糊、看近清楚。为什么看远模糊呢？是因为近视眼能看清楚的远点就在眼前（图5-15中的A），只要眼的屈光度适宜，不使用调节力

视像恰好就会落在视网膜上（图5-15中的F'）。

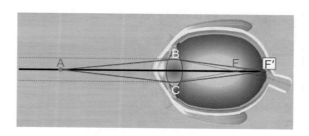

图5-15 近视眼自身就是凸透镜，看近无须戴眼镜

例如 −3.00DS 的近视眼，其远点就在眼前的 0.33m（即 1 尺），这就是近视眼生理意义上的"远"。看书的合理距离就是 0.33m，−3.00DS 的近视眼不戴眼镜是完全可以胜任的，而且不需要使用一点调节力，这不是恰到好处吗？不就避免了调节对近距离生物适应的问题吗？何乐而不为呢。

3. 远视眼凸透镜的使用

对于儿童远视眼来说，一般无须使用凸透镜。但是以下两种情况可以考虑尝试使用适宜的凸透镜：

（1）年龄小、远视度明显低于生理远视参照值。

（2）生长发育阶段"去远视化"速度明显增快。

对这两种情况尝试使用凸透镜的意义：尽可能避免或减缓孩子向近视眼方向发展的趋势和程度。

 # 轻度近视最佳的控制近视的配镜方案

1. 配镜的基本策略

轻度近视是指低于 −3.00DS 的近视眼，对于属于这一范围的少年儿童近视眼，应用凸透镜的基本策略是：

（1）看远使用完全矫正镜度的眼镜。看远之所以要使用完全矫正镜度，是为了使少年儿童能获得高质量的视觉信息，以保证其在智力、思维敏锐度方面具有最佳的发育和发展条件。

（2）看近根据远用屈光矫正镜度的情况，选择使用相应的近用附加正镜度（见表5-3）。

表 5-3 控制轻度近视过快发展推荐使用的参考近用镜度

远用镜度/DS	0.00	−0.50	−1.00	−1.50	−2.00	−2.50	−3.00
近用附加正镜度/DS	+1.50~+2.00		+0.75~+1.00			+1.75	+2.00
视近实际使用镜度/DS	+2.00	+1.00	0.00①	−0.50		−0.75	−1.00

① 表中 0.00 在实际应用时，通过裸眼视近即可，无须另配眼镜。

2. 不同用途镜度的 3 种配镜策略

（1）**配用双光眼镜、渐进眼镜** 这种方法最大的好处就是一副眼镜既可以用于看远，也可以兼顾看近。

其劣势有 3 个方面：

① 双光眼镜的远用区域和近用区域会有明显的界限，外观显得不够美观。

② 渐进眼镜近用光区两侧的像散区有干扰视像质量的隐忧。

③ 这两种眼镜相对于单光眼镜而言，价格相对较高。

从长远的戴用来说，即便配用这种远、近两用的眼镜，但就少年儿童正处于生长发育、积累知识的特定时期，还是需要一副专门用于看远的眼镜更为妥当。

（2）**配一副套装眼镜** 套装眼镜（图 5-16），眼镜的前框可分为主镜和辅镜，辅镜可以通过磁力和挂扣结构（图 5-17）吸附在主镜前。

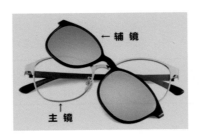

图 5-16 磁力吸附式套装眼镜框

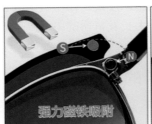 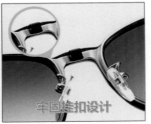

图 5-17 眼镜框——磁力吸附和挂扣结构的设置

配制时，将远用光度装配在主镜中，将近用附加光度装配在辅镜中。看远时，只需戴用主镜即可；当处于近距离工作时，可以将辅镜吸附在主镜上，这样就抵消了主镜上一部分远用镜度，从而实现了近用光度的使用。

这种方法最大优势就是有效视野广阔，价格相对低廉。这种方法的劣势在于看近时需使用两副镜片，相对较重。

（3）远用、近用各配一副眼镜　第三种办法是远用、近用各配一副眼镜。远用眼镜可以选择档次较高的眼镜框，看近可以选择略低档次的眼镜框。从价格上来说，这种配镜一般是最为实惠的方式。

这种配镜方式，同样可以获得宽阔的有效视野。其最大的劣势是需要频繁摘戴眼镜。

到底用哪一种配镜策略，这要根据戴镜人的具体情况、个人习惯来决定。

三、中、高度近视最佳的控制近视镜度疯长的配镜方案

1. 中、高度近视的困惑

对于中、高度近视来说，不存在用裸视可以满足日常生活、工作需要的可能性，这是由中、高度近视所具有的远点距离（表5-4）所决定的。

表5-4　中、高度近视程度与远点距离对照表

矫正镜度/DS	-4.00	-4.50	-5.00	-5.50	-6.00	-6.50	-7.00	-7.50	-8.00
远点距离/m	0.25	0.222	0.20	0.182	0.167	0.154	0.143	0.133	0.125

从表5-4中可以看出，除-4.00DS还可以大致满足在写字台上不戴眼镜进行读写的需要之外，其余屈光矫正镜度均无法胜任日常生活、工作中读写的需要了，只能戴着眼镜从事这些工作，而且也是戴着远用眼镜从事近距离工作，这正是很多在办公室工作的人为之困惑的事情：不戴眼镜，没法工作；戴上眼镜，容易发生视觉疲劳，而且度数还会时不时地增长。处于生长发育期的中、高度近视的少年儿童同样面临这样的问题。

2. 控制中、高度近视度数疯长的最佳方案

对中、高度近视的少年儿童来说，原本度数就比较高了，假如再遇上度数的"疯长"就很麻烦了，不但患某些眼病的概率增大，而且对未来的职业选择、个人发展会带来难于跨越的障碍。要想控制近视的疯长，就需要注意以下问题。

（1）**验光得出的结果要准。**要想验光准确，一是验光师要把被测眼控制在最放松的状态；二是检测程序要规范；三是检测速度要适中（过快与拖沓的检测不会准）。这三项内容让非专业人士判断是有难度的，家长不必在各个方面全下功夫。但要记住下面两幅检测用图（图5-18），只要检测中用这两幅图进行了检测，验光就应当不会存在太大的偏差。

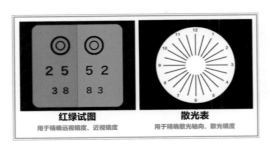

图5-18 验光精确光度数据的两种检测用图

（2）**近用眼镜的配置、戴用，要结合孩子日常读写习惯进行屈光矫正镜度检测，并经过充分的试戴，确认最佳的屈光矫正镜度。**这样讲，对于家长来说是很难掌握的。不妨采用这样的办法来推测：戴上眼镜，在正常视距阅读、写字视像清晰，可以准确分辨房间内的日常用品（图5-19）。应当说，近用眼镜达到这样的程度，就可以发挥控制近视"疯长"的作用。

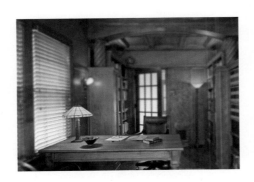

图5-19 近用眼镜应达到的视觉效果

（3）**需要配分别用于看远、看近的眼镜。**也就是说看远、看近需要戴用专用的眼镜。看远的眼镜，是为了获得外界清晰的视觉信息，进而促进思维发展和知识积累。看近的眼镜，是为了在近距离工作时不使用或少使用眼的调节功能，进而达到控制近视过快增长的目的。

（4）**眼镜戴用要科学合理。**这个问题将在第六章中进行介绍。

（5）**讲究合理用眼。**这个问题，将在第七章的中进行介绍。

第六章

戴眼镜也得讲求科学、合理

做什么都要讲求科学、合理，戴眼镜也一样。什么样的符合生理要求，什么时候应该戴，也是要讲科学的。眼镜到底该怎样戴，要根据具体情况而定。

第一节　眼镜合理戴用的条件

眼镜科学、合理的戴用需要有一定的条件：眼镜与眼睛的相互位置必须做到稳定，相互关系也必须合理。

眼镜与眼睛的位置关系

戴眼镜看起来很容易，但是要让眼镜发挥最佳的效果，就得让眼镜与眼睛保持正常的相互关系。

1. 眼镜各部分的结构关系

（1）左右镜片的关系

① 左右镜片要平整（图6-1）。"平整"是行业中的习惯说法，意思是两块镜片要在同一个面上，左、右镜片不能别着劲，否则会导致类似垂直隐斜的视觉效应。

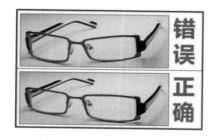

图6-1　左、右镜片要平整

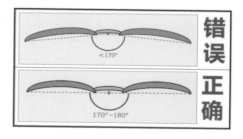

图6-2　镜面角的错误与正确

② 镜面角要合理（图6-2）。镜面角是指左、右镜片平面的夹角，具体表现就是眼镜前框的弯曲程度。眼睛处在同一平面上，因此镜身的弯曲度不宜过大，两侧镜片最适宜的夹角应为170°~180°，否则会因三棱镜的作用导致类似水平隐斜的视觉效应。

（2）镜身与镜腿的关系　镜身平面与镜腿长轴有一个夹角，这个角就叫做前倾角（图6-3），这个角要保证在日常活动中人的视线垂直通过镜片。这个角一般为8°~15°（个别老年人可能会习惯更大一些的角度，但不宜超过25°）。倘若前倾角为负向，一般都会导致头位在一定程度上的异常。

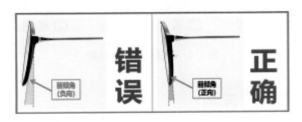

图6-3　前倾角的错误与正确

2. 眼与眼镜的戴用关系

在眼镜戴用中，眼与眼镜有以下两种基本关系。

（1）镜片与眼的距离关系　眼与镜片要保持一定的距离，这个距离就叫做镜距（图6-4），也有叫镜眼距、顶点距离的。这个距离有两个尺寸：12.00mm、13.75mm。这两个尺寸的确认与镜片最佳曲度设计相关。东方人一般采用12.00mm为标准。这一距离过小通常是在选择非金属眼镜架时出现，镜距过小会导致近视镜度效应增强，不利于近视的有效控制。

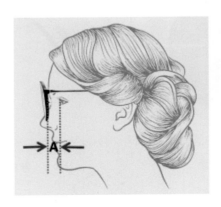

图6-4　镜距

（2）眼与眼镜的相对高度　戴上眼镜后，在面部的高度要适宜（图6-5③），只有这样的位置才能获得最佳的光学矫正效果。图6-5①眼镜位置过低，面部会显得过短，而且鼻梁部会显得很压抑；图6-5②眼镜位置过高，面部的长度会显得很夸张。

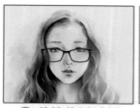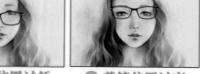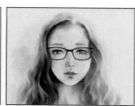

① 戴镜位置过低　② 戴镜位置过高　③ 戴镜高低适宜

图6-5　眼镜位置戴用比较

3. 镜腿与头的戴用关系

眼镜腿与头部的关系可以从三个方面考察。

（1）眼镜腿与头部　眼镜腿与头部要达到两个要求：

① 头距（图6-6）：戴上眼镜后，眼镜腿与头部的松紧度要适宜，这样可以保持眼镜戴用的稳定性。过松，容易滑落；过紧，则导致不必要的硌伤。

② 颞距（图6-6）：在这个部位，眼镜腿与太阳穴应有大致1手指宽的间距。眼镜腿过于贴近（甚至嵌入）皮肤比较容易出现刺激、过敏现象，还会留下一道浅色的皮肤痕迹而影响美观。

（2）弯点位置　弯点即眼镜腿向下屈折的点（图6-7）。眼镜腿的弯点应与耳根最高点一致。这是防止眼镜向前滑动的第一个要点。

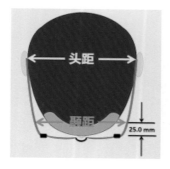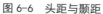

图6-6　头距与颞距

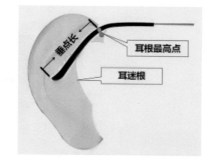

图6-7　弯点的位置（绿点）

（3）垂长

①垂长的长度：垂长指的是眼镜腿屈折后的长度，这个长度并无具体要求，但一般有两个参考指标：

　　a．眼镜腿的尾端以位于耳迷根水平位置比较适宜（图6-7）；

　　b．眼镜腿至少不能长出耳廓。

②垂长的角度：垂长的角度从透视角度讲有3个角度：垂内角、垂俯角、垂侧角。这3个角度调整的最终标准是：

　　a．眼镜腿不能压迫耳廓（图6-7）；

　　b．垂长部分应与头的枕部贴服适宜。

　　以上关于眼镜的要求，不仅是相关国家标准对眼镜装配与调整的具体要求，更是所配制的屈光矫正眼镜能发挥最佳效能的根本保证。

二、少年儿童戴用眼镜要注意的问题

　　少年儿童需要戴眼镜进行屈光矫正是很常见的事情，不论是远视还是近视，只要需要戴眼镜矫正就应当进行规范的验光配镜，为此而烦恼是没有必要的，而强行不给需要矫正的孩子配眼镜的做法是错误的决定。孩子不论是思维的发展，还是智力的发育，都需要在清晰的视力观察下才能完成。当然，给孩子配眼镜需要注意在成人配镜时往往不需要注意的那些问题。

1. 验光检测的数据准不准？

　　既然要验光，最重要的是检测的数据要准，而配镜一定要以准确的验光数据为依据才能发挥最佳的矫正效果。因此，家长在给孩子配镜时，规范的验光是很重要的，一定要注意下面3个关键的问题。

（1）"瞳孔散大"是检测数据只能做参考

　　"散瞳"现在是验光配镜中很流行的一种做法。有两种说法：一种说法是鉴别"假性近视"，另一种说法是"散瞳"验光准。

　　关于"假性近视"我们已经在第三章第四节中进行了介绍。既然"假性近视"在临床上难以发现，自然"散瞳"也就不可能会有鉴别"假性近视"的作用。

　　"散瞳验光"检测的数据到底准不准？这是一个很关键的问题，必须予以说明。应当说"瞳孔散大"是检测的数据既准也不准。准，是指针对去除睫状肌正常生理张力后的绝对静止状态是准的。为什么又是不准的呢？因为正常生理状态时睫状肌并非是绝对静止状态，而是要保持一定的生命张力，"散瞳验光"检测的数据对这种保持一定的生命张力的相对静止状态就是不准的，详见表6-1。

表6-1　瞳孔散大与常态瞳孔生理状态的比较

屈光数据来源		瞳孔散大（A）	常态瞳孔（B）
睫状肌状态	性质	绝对静止状态	相对静止状态
	状态	无生命张力	生命张力

眼睛状态	药物作用	药物干预致：非生理状态	无药物干预：正常生理状态
	自然生态下	深度麻醉时、死亡后	日常生活、学习、工作
屈光数据比较／DS	单纯比较	A比B低：−1.00±0.50	
	意义	只是一种绝对静态生理现象的模拟，与假性近视无关	

鉴于以上原因，在给孩子配眼镜时，一定要记住眼视光学家在图6-8中的郑重告诫。

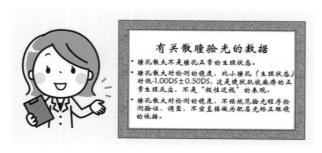

图6-8　散瞳检测数据须知

（2）没有得到孩子良好配合检测的数据不能作为配镜依据　验光中，验光师与孩子之间能否做到良好的交流配合，孩子能否在验光师精确的操作下，按验光师的引导语放松过多的眼的调节张力就成为验光数据是否准确的重要条件。

不管是验光师"哄"孩子办法的优劣的问题，还是孩子处于情绪不好或抵触状态，检测的屈光矫正镜度都有可能存在偏差。因此，在孩子与验光师配合不好时，最好另选时间再次验光，即便这种状态下验了光，到底是不是要用这样检测出来的结果去配眼镜，还是要斟酌一下，征询一下验光师的意见还是非常必要的。

一般来说，孩子能放松情绪、快快乐乐地接受验光（图6-9）是验光的最佳状态。

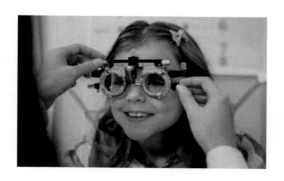

图6-9　少年儿童最佳的验光状态

（3）孩子最佳的验光时间　给孩子验光是否准确，还与孩子眼睛的状态有关。

一般来说，上午孩子精神饱满，眼睛也处于最佳的视觉状态（图6-10左），这是给孩子验光最好的时间。倘若下午4点以后，孩子的眼睛已经用了一天了，处于比较容易疲劳的状态（图6-10右），这个时段就属于不太适宜验光的时间。

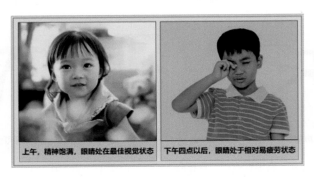

图6-10　上午视觉处于最佳状态

2. 眼镜架大小是否适宜？

目前市场上的少年儿童用的眼镜架，尽管样式很多、五彩缤纷，但是也存在一些问题，主要表现在：小规格尺寸（特别是学龄前儿童使用的）眼镜架相对较少；配镜后镜眼距达到要求的更少。

（1）**精心选择眼镜架**　为孩子选择眼镜架一定要精心，选择时一定要注意镜圈的垂直中线要与瞳孔中心对应（图6-11）。当镜圈的垂直中线位于瞳孔中心外侧时，就得注意在配镜时要做适宜的光学中心内移处理。但要注意：单侧镜圈垂直中线位于瞳孔中心外侧2.5mm及以上时，应当另行选择。

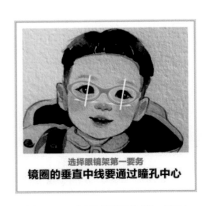

图6-11　选择眼镜架的第一要务

（2）**眼镜的辅助用品与功能**　目前，少年儿童选择戴用的眼镜架时，镜腿一般会相对较长，角度也会有这样那样的偏差。对于这类偏差，一般采取使用眼镜辅助用品来处理。例如眼镜腿偏长，可以使用眼镜防滑耳钩（图6-12左，也有叫做防滑套的）；也可以选择可以变换垂俯角镜腿的眼镜架（图6-13），这样的眼镜架有三挡、四挡两种，其中三挡位已经够用，4挡位中的96°略显夸张。倘若鼻托偏低（孩子的鼻梁普遍偏低），则可使用鼻托贴（图6-12右）来解决。

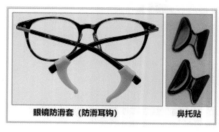

图6-12　防滑套（防滑耳钩）、鼻托贴

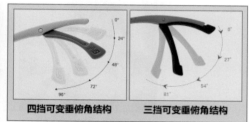

图6-13　可变化角度的眼镜腿适宜图

3. 配镜时镜度的掌握

通常情况下，儿童戴用眼镜的镜距会比成年人小一些。因此，验光时不要追求1.5的矫正视力，能获得矫正到1.0、1.2的矫正视力应当是比较理想的状态，否则容易导致轻微过度矫正，这可能是一些孩子配镜后度数还会"疯长"的尚未引起重视的一个原因。

第二节 | 如何保持眼镜的合理戴用

保持眼镜的合理戴用绝不是权宜之计，而是从戴上眼镜后就时刻不能放松的事情。保持眼镜的合理戴用并非什么难事，只要养成合理戴用的习惯，即可终身受益。在这方面重要的是做好 3 件事。

戴用得合理

眼镜怎样戴用才算合理呢？这就得从配眼镜的目的谈起。配屈光矫正眼镜的原因是：眼睛无法看清目标了，而且还想把目标看清楚。适宜的眼镜恰好能帮助我们实现这个目标（图 6-14）。

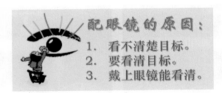

图 6-14　配眼镜的原因

这就很清楚了，看不清需要戴眼镜，否则就看不清楚。那么，不戴眼镜能看清楚的时候，自然就不需要"眼镜"来帮忙。这就是眼镜合理戴用的方法。

同样的道理，戴用太阳镜是为了阻挡过强的太阳光，特别是防止强烈的紫外线对我们眼睛的侵害。当没有强烈的阳光时，再戴用太阳镜，除了压低外界光线增加对目标分辨的难度，就没有什么实际的意义了。因此，在没有强烈阳光的条件下就不适宜戴用太阳镜。

二、 眼镜也需要打理

屈光矫正眼镜是屈光不正者的视觉助手，但是这个助手也是需要我们打理的。眼镜在使用中有两个方面需要打理。

1. 镜片污渍处理

眼镜片是一种对清洁度要求较高的日常光学用品。但是，眼镜又是一种极容易被污染的物品。例如，炒菜会使镜片布满油渍；刮风扬土会使镜片沾满灰尘；一场小雨也会使镜片溅满污点；即便是大扫除也会使镜片落上一层厚厚的尘土。因此，戴眼镜不对镜片进行清洁的人是没有的。如何对眼镜进行清洁处理呢？常见的"土法"有两个：一是撩起衣襟，用衣襟进行擦拭；二是随手拿起布制品、纸巾擦拭。这两种擦拭方法都不易将污渍清除干净，而且还容易将镜片划伤。最好的清洁镜片方法如下：

① 对镜片进行去污处理。先在两只镜片上各滴 1 滴洗涤灵，用手指将洗涤灵在镜片两面抹匀，静置 1 分钟；

② 用手指轻揉镜片，使洗涤灵与镜片的油渍、污迹充分混合；

③ 打开水龙头开关，在流水中，将洗涤灵油渍、污迹的混合物清洗干净；

④ 将流水关小，手持眼镜使镜片的外面（或内面）倾斜，并使眼镜由一侧向另一侧匀速通过水流（图 6-15）；

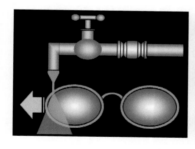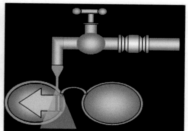

图 6-15 眼镜冲洗示意图

⑤ 依④的方式，使镜片的另一面也匀速通过水流；

⑥ 如果镜片运动速度与水流大小相适应的话，此时镜片将不会有水珠存留，仅镜片下缘有少许存水，可通过镜片下缘垂直放置在纸上的方式将其吸干即可。

2. 镜片磨损及损伤

使用上述清洁办法，镜片还是比较耐用的，但也有一些人不太注意眼镜日常的放置（图6-16），常常导致严重磨损。对于这些情况，应及时更换镜片，否则将影响视像的清晰程度，还可能导致视觉疲劳发生，影响工作与学习的情绪。

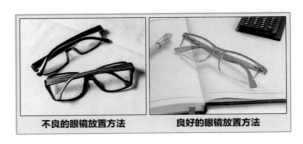

图 6-16 眼镜的放置方法

3. 变形的调整

眼镜经常会因不小心被压导致变形，这种变形常常会使眼与眼镜戴用角度、距离、位置发生改变，令戴用者产生明显的不舒适。对于这种情况，应尽快到邻近的眼镜店铺进行调整，恢复正常的戴用状态。

定期检测是科学合理戴用眼镜的基础

要想达到最佳的矫正效果，眼镜的光度一定要与戴用者眼睛的屈光状况相符。因为用眼的环境、习惯，人的眼睛的屈光状况总是在或快或慢地增长着，特别是少年儿童会随着个体的发育，其眼睛的"去正视化（即趋向近视化）"又是必然的屈光发育过程。因此，定期进行屈光检测，根据具体情况调整戴用眼镜的镜度，就成为科学合理戴眼镜不可忽视的问题。

1. 定期进行屈光检测的基本要求

（1）**定期检测的间隔时间** 一般来说，对于青年和成年，定期进行屈光检测间隔的时间以 1~2 年为宜，少年儿童间隔时间以 1 年比较适宜。

（2）**屈光定期检测的方法** 一般来说，应当先接受初步检测，看使用原戴眼镜是否可以获得理想的矫正效果。倘若原戴眼镜已不能达到理想的矫正效果，就应当进行规范的验光，对眼的屈光状况进行检测，以获得当前眼的精确屈光不正数据，以便配新的矫正眼镜。

（3）**发现视力新变化应及时进行屈光检测** 当发现孩子戴着眼镜还需要眯眼看东西，或有视觉疲劳等症状时，不应刻板地再讲究"定期"，而是应尽快进行屈光检测，了解屈光的新变化。

2. 少年儿童定期屈光检测应注意的问题

（1）**存在斜视、弱视的情况**　第一次复查的时间应在首次配镜后 3 个月进行，此时应是戴镜矫正后眼与眼镜达到新的视觉适应状态的时期，斜视、弱视倘若有变化，则应重新配镜。而后的复查间隔时间，一般应掌握在 3~6 个月。

（2）**对于镜度变化的处理**　严格意义上来说，镜度若有变化，应当重新配镜。但从现实来看，从以下尺度把握是否重新配镜更为合理：

① 增长近视度 −0.25DS，属于最低"去正视化"状态，很正常，无须重新配镜。

② 增长近视度 −0.50DS，增长略快，应该考虑重新配镜。同时家长也应当注意：有必要加强对孩子日常视觉作业用眼的监督、督促。

③ 增长近视度 ≥ −0.75DS，增长加快，说明孩子对近视控制的主观意识相对较差，应存在用眼明显不合理的问题。应重新配用新的眼镜，并应调动孩子对近视控制的主观能动性。

第七章

善待眼睛，它很娇气

眼睛，人一生只有一对，而且它又是非常娇气的。眼睛要为我们做一生的视觉工作，我们是不是也该为眼睛做点什么呢？我们该做什么，又不该做什么，这就是这一章要讲的内容。

 ## 一、近视的不良影响

家长对于孩子的近视有一种天然的恐惧感，但往往又很无奈，孩子的近视就在不知不觉的不良习惯与繁重的课业负担中发生了。近视发生后仍不能改变不良的用眼习惯、不合理的戴眼镜习惯，年年增长度数就成了恶性循环。在这里我们通过图7-1～图7-4提醒学龄期前的儿童家长：近视眼的确可以在很多方面影响孩子未来的生活、学习和工作，从小做好近视的预防工作是家长对孩子最重要的责任与爱护。

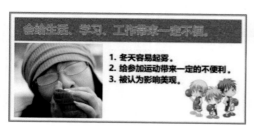

图7-1　近视：影响生活、学习与工作

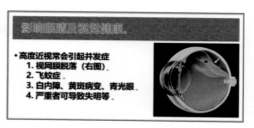

图7-2　近视：影响眼睛及视觉健康

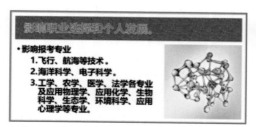

图7-3　近视：影响就业

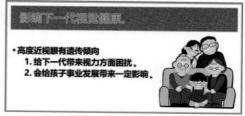

图7-4　高度近视：影响孩子的视觉健康

 ## 二、近视并非一无是处

孩子没近视，当然是最理想的结果。假如孩子已经近视，也不是"天塌下来"

的事情，做好近视控制的工作就是了。近视了有没有好处呢？近视眼有以下好处。

1. 更适宜书案工作

只要掌握合理戴用眼镜的技巧，从事办公室工作是最为适宜的：眼睛不但不易疲劳，工作效率也会相对较高。

2. 患某些眼病的概率明显变小

（1）弱视很少发生。只有超过 800 度以上的超高度近视才可能导致弱视。

（2）闭角型青光眼很少发生。

（3）糖尿病性视网膜病变（DR）很少发生。

（4）中心性视网膜脉络膜病变（CSC）较少发生。

（5）其他眼病可能较少发生。部分研究者发现，高血压性视网膜病变、视网膜中央动脉阻塞及视神经乳头炎等眼病很少见于高度近视眼。

3. 安全屏障

另外我们知道，近视一般情况下都需要戴眼镜来矫正，眼镜相当于增加了一道屏障，在很多时候能够保护我们的眼睛不受外界物体侵害。

近视竟有这么多的好处！你是不是也感到震惊了呢？倘若孩子已经近视了，埋怨是不解决问题的。既然近视了，不要再对孩子的近视后悔，应正视给孩子带来的好处，为孩子提供更大的发展空间才是最实际的。

眼睛是喜冷怕热的器官吗？

日常生活中，有不少人有一种习惯，一旦眼睛疲劳、难受就会采用热敷。但也有人讲，眼睛是喜冷怕热的器官，最好别热敷。到底哪一种说法正确呢？

这就要从眼睛本身的感觉神经的特点讲起。角膜是一种富含痛觉神经纤维但又缺乏温度觉神经纤维的组织，因此眼睛对疼痛的感觉非常敏感，但对冷、热的感觉则是缺乏的。但是，人们为什么觉得眼睛对热很敏感呢？应当说这感觉与角膜没有太大关系，而是眼的周边组织的感觉联想的结果。当然，人们对热敷、冷敷都有缓解眼睛不舒适的经历和经验，但是也会有加重眼部症状的事情发生。例如眼睛发红了，人们会习惯热敷缓解眼部的不舒适感觉，经热敷自我感觉舒适好多，但往往会发现第 2 天眼睛肿了，更红了，偶尔还会发现巩膜下有出血现象发生。这是为什么呢？应当说，这是因为炎症没有得到有效控制，热敷导致血管过度扩张使炎症蔓延所致。

因此，不管是热敷还是冷敷，讲求科学道理还是十分必要的。表 7-1 中开列的就是关于热敷与冷敷的基本知识，按表中的要求去做就可以让热敷和冷敷发挥其应有的作用。

表 7-1　热敷与冷敷应用基本知识

敷的形式	热敷	冷敷
应用	慢性疼痛、炎症	急性炎症、损伤
作用	刺激血液循环，舒筋活血	降低损伤、炎症扩散，减轻痉挛、降低疼痛
敷的时间	15~20 分钟	最短：10~20 分钟。可以重复应用
方法	干热敷：穿透力较弱 湿热敷：穿透力更强	可在冷敷包上裹干毛巾
禁忌	急性炎症、损伤禁用	敏感循环不良 老人、学龄前的孩子、糖尿病者慎用

四、眼睛也要讲究劳逸结合

从人们日常生活与学习体验而言，眼睛作为人们视觉的担当者，是不太适宜黑夜白天连轴转的。倘若让眼睛通宵达旦地工作，就会出现眼涨、眼痛、视力下降，甚至会导致暂时性失明。因此要想让眼睛以最佳状态为我们工作，就需要注意眼睛的劳逸结合。

1. 眼睛的"劳"与"逸"

大家都清楚，工作、学习要讲究劳逸结合，而用眼也需要讲究劳逸结合。那么什么是眼睛的"劳"，什么是眼睛的"逸"呢？我们先来说一说正视眼的"劳"和"逸"。眼睛的"劳"指的就是眼睛使用调节力来完成视觉工作，使用调节力就是"劳"，不使用调节力就是"逸"，也就是人们看远就是"逸"（图 7-5 左），看近就是"劳"（图 7-5 右）。

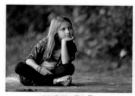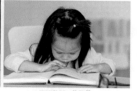

眼睛的"逸"　　　　　　　　眼睛的"劳"

图 7-5　眼睛的"劳"与"逸"

2. 近视眼"劳"与"逸"

近视眼的劳逸问题，要比正视眼复杂一些。这要根据近视的程度来判定。

（1）判定的尺度　看远点的目标是不用调节力的，自然眼睛就不存在"劳"的问题，近视眼的"远点"位于眼前的有限距离，确认这一点办法就是：

$\dfrac{1}{D}$（单位是 m，D 是眼睛的近视度数）

（2）两个实例

① 某人近视 −1.00D，其远点就是 1m，只要用裸眼看 1m 处的目标（图 7-6），这个人眼睛就处于"逸"状态，看 1m 以内（包括 $\frac{1}{3}$ m，即 1 尺）的目标就处于"劳"的状态。

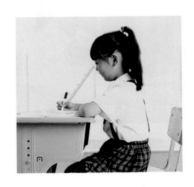

图 7-6　读书、写字应保持 $\frac{1}{3}$ m 的视距

② 再如某人近视 −3.00D，其远点就在眼前的 $\frac{1}{3}$ m 处，这个人用裸眼看 $\frac{1}{3}$ m 处的目标，眼睛就是"逸"的状态，这一距离恰好是 1 尺远的看书距离。在"逸"的状态下完成视觉作业，这应当是很完美的视觉作业模式，这就是 −3.00D 的近视应当采用裸眼看书、写字的道理。而这个人戴上眼镜看书就要付出 3.00D 调节力的"劳"，这不就成了多此一举了吗？

（3）对远点的调整　通过以上两个例子，读者可以了解到近视程度不同，远点距离也不同，因此"劳"和"逸"的尺度也不同，那么有没有办法让不同屈光度的孩子都在 $\frac{1}{3}$ m 距离看书、写字处于"逸"的状态呢？这个办法是有的，这就是将孩子的度数减去 −3.00D（即加上 +3.00），就可以让眼睛实现 1 尺距离看书、写字的"逸"状态（表 7-2）。

表 7-2　眼睛不同屈光状态看近"逸"状态需要使用的近距应用镜度

远用屈光度 /D	+3.00	+2.00	+1.00	0.00	−1.00	−2.00	−3.00	−4.00
完全近用附加镜度 /D	+3.00	+3.00	+3.00	+3.00	+3.00	+3.00	+3.00	+3.00
近距应用镜度 /D	+6.00	+5.00	+4.00	+3.00	+2.00	+1.00	−	−1.00

从上表中可以看出，−3.00D 是最适宜看近的眼睛，在配眼镜上也是最简单的：只需配备看远的眼镜就可以了。

但在这里必须说明以下两点：

① 这里讲的是理想状态，这种理想的状态只适合看书、写字的专用情况。倘若

还需要兼顾电脑作业，则要在正确远用镜度的基础上通过精确检测近用镜度来确认。

② 倘若配全天候使用的渐进眼镜、双光眼镜，则不宜使用完全近用附加镜度，应适当减小以保护孩子眼的调节功能，减小的幅度一般控制在 $\frac{1}{2}$ ~ $\frac{2}{3}$ 为宜（图7-7）。这也正是青少年渐进镜片设置 ADD 值（近用附加镜度）的依据所在。

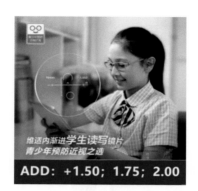

图7-7　青少年渐进镜片 ADD 只有 +1.50D、+1.75、+2.00 三档

3. 要注意的几点

① 望远与"逸"的关系。这要根据各自的情况来确定。对于近视眼来说比较好办，摘了眼镜看远很容易办到（表7-3）。例如 −4.00D 的近视眼，裸眼状态下能看清晰的最远点就在眼前 0.25m，这也就是说只要不看手机之类的东西，眼睛就一定处在"逸"的状态。

表7-3　不同程度近视眼裸眼状态时的远点距离

远用屈光度 /D	−1.00	−2.00	−3.00	−4.00	−5.00	−6.00	−7.00	−8.00
远点 /m（眼前）	1.00	0.50	0.333	0.250	0.200	0.167	0.143	0.125

也许有人会说，我虽然是 −4.00D 的近视，可不可以看远处的树呢？应当说，这样做也可以，但是要说明两点：第一，在现代化的办公楼里不一定能具备这样的条件；第二，看远处的树并不比看远点更能放松调节，因为对远点及以外的目标眼睛均不存在调节。

但对于正视眼（0.00D），则必须看远处的树才能放松调节，至少也应当看 5m 远的目标才能使眼睛处于相对"逸"的状态。

对于远视眼，则必须戴用与自己眼睛度数适宜的眼镜才能在看远的时候获得"逸"的状态，这样的事情应当没人会干。而单纯摘掉眼镜对于远视眼来说，显然不能达到"逸"的状态，只能得到相对舒适一会儿的感受，最好的放松莫过于闭上眼睛休息片刻。

② "劳"与"逸"分配。目前各种宣传册页上、各种科普书上的说法不完全一

致。往往这里一个说法，到那里又一个说法，家长们对此只能是莫衷一是。笔者在此特别提供一个简单公式（图7-8）。

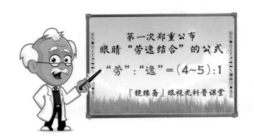

图7-8 眼的"劳逸结合"公式

只要眼睛的"劳"与"逸"在时间上符合这个公式的比值，就说明做好了眼睛的"劳逸结合"工作，就可以避免眼睛的"过劳"。

 # 眼药水不能缓解视觉疲劳

视觉疲劳，说到底就是过度、持续调节导致的睫状肌张力过高的一种状态。眼药水能不能缓解视觉疲劳，这就要看眼药水可不可以到达它应该去的地方，还要看眼药水的成分到底有没有缓解的睫状肌张力的作用。

1. 眼药水能到眼睛的什么部位

眼药水滴入眼睛，可以到达眼睛的位置如图7-9黑色透明覆盖的区域；可能达到的位置是眼药水滴入眼即刻按住内眼角后药物能达到的区域（如图7-9的红色透明区域）；其余部位都是眼药水点眼后无法进入的区域。

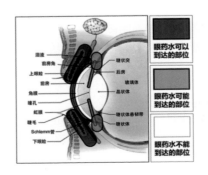

图7-9 眼药水可以、可能进入眼睛的部位

从图 7-9 可以了解到，仅仅单纯滴入眼药水，药物是无法到达应该去的部位的，只有滴入眼药水后即刻按住内眦阻挡泪小管的虹吸是可以实现的，但药物是无法到达眼球的中、后部的。

2. 眼药水对视觉疲劳的作用

目前市面上比较流行的缓解、治疗视觉疲劳的眼药水很多，现选取其中最常用的五种，将其成分列入表 7-4。

表 7-4　常用的针对视觉疲劳五种眼药水的主要成分

药水名称	主 要 成 分
复方门冬维甘滴眼液	泛酰醇、L-天门冬氨酸钾、维生素 B_6、甘草酸二钾、盐酸萘唑啉、马来酸氯苯那敏、甲基硫酸新斯的明等
复方硫酸软骨素滴眼液	硫酸软骨素、牛磺酸
萘敏维滴眼液	盐酸萘甲唑啉、马来酸氯苯那敏、维生素 B_{12}
复方硫酸软骨素滴眼液	硫酸软骨素、维生素 E、维生素 B_6、尿囊素、牛磺酸
珍珠明目滴眼液	珍珠液、冰片

从表中不难发现，这些药物的成分没有一种具有对抗睫状肌张力的作用。既然不具有这样的作用，其缓解、治疗视觉疲劳的作用就应当是一个很大的疑问了，充其量只能算作是不切实际的想象了。尽管阿托品具有对抗睫状肌张力的作用，但其瞳孔散大作用显然会影响近距离的视觉作业，因此目前还没人使用阿托品缓解、治疗视觉疲劳。

3. 认清"眼药水"缓解、治疗视觉疲劳的作用

应当说，至今尚未有一款可以付诸使用的真正缓解、治疗视觉疲劳的药物。那么，医院的大夫为什么还要给"患者"开这类药呢？其实只有两个意义：

① 通过这个办法让使用者闭上眼略微休息一下；

② 卖药增加收入。

其实，当感到视觉疲劳时，你不点药，闭上眼睛休息一会儿，也是可以缓解视觉疲劳的。因此，可以说滴眼药水、闭眼休息一会儿缓解视觉疲劳的办法，并非是这些药物的作用，闭上眼睛才是真正缓解视觉疲劳的最重要的实质所在。

六、 眼睛的忌讳

1. 眼睛忌：压、揉

眼科学中，有一项徒手检测眼压的检查，尽管现在眼压测量已经被现代的眼压

计所代替，但其操作手法却很值得我们思考：测量时，医生一定会叫你将眼球下转，然后再用他的食指、中指通过眼睑轻压左、右眼球的上部（图7-10手指所指示的部位）的巩膜，用手感觉眼球的张力。为什么要这样做呢？原因只有一个：角膜是严禁压的。

角膜不但是严禁压的，也是严禁揉的（图7-11），对角膜的压、揉都有可能导致其形态的改变，这就是人们压、揉后会出现暂时看东西有些异常的原因所在。

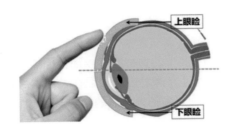

图 7-10　指压检查眼压的按压部位

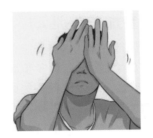

图 7-11　压、揉眼球可能会造成伤害

2. 眼睛不适宜接受高强度、高频闪的光

再一个比较忌讳的就是高强度、高频闪光（图7-12）直线进入眼睛。高强度的光会灼伤视网膜，比如在看到高强度光后，往往在看东西时视野中心会有一个黑点，这实际上就是个别视细胞被灼伤、凋敝、死亡的反映。那么为什么会很快恢复了呢？这是因为周边的视细胞重新排列代替了死亡的视细胞。高强度的光不但可以造成个别视细胞被灼伤、凋敝、死亡，其中强烈的紫外线、红外线还会促进、诱发白内障、黄斑病等眼疾的发生。

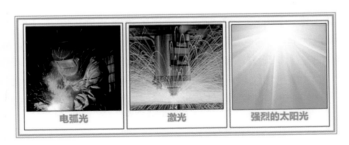

图 7-12　对眼睛有伤害的光线

闪烁光会导致人的瞳孔的大小随之发生相应的变化，高频率的睫状肌的收缩与扩张会使眼睛长时间处于紧张状态，极易发生视觉疲劳。这可能就是孩子玩电子游戏更容易发生近视的一个重要原因。

因此，记住眼睛的禁忌是保护好眼睛，减少、防止不良动作、不良光线伤害不可忽视的基础。

七、做好预防、控制近视的辅助工作

预防近视怎么做？除了接受合理矫正和科学合理戴用眼镜外，还应当做好下列辅助工作。

1. 多参加户外活动

长期待在室内视线受阻，近距离看东西使眼睛调节紧张，不利于视力的正常发育。因此，应当让少年儿童多参加户外活动（图7-13），这样既可以让他们的眼睛得到充分的放松，可以有效避免因睫状肌调节张力过高诱发近视和近视过快发展，同时也可使他们的身体得到锻炼，又可以使他们获得更多的大自然的知识。

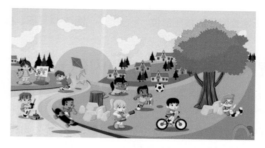

图7-13　户外活动既能锻炼体魄又能最大程度放松眼睛

2. 远眺运动

从事近距离工作一段时间后，要进行适当的远眺运动（图7-14）。在远方找一处目标物（以绿色为佳），不要眯眼，集中精力、全神贯注地凝视，要注意辨识目标的细节；接着把左手掌略置于眼睛前方30厘米处，看清楚掌纹；看远、看近时间比例大致为5∶1，看完掌纹后再凝视远方，然后再看掌纹。反复重复这个动作，每次10分钟，一天做三回，这样就可以有效地放松眼睛的张力，避免或减少视觉疲劳的发生。

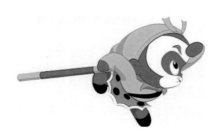

图7-14　远眺运动

3. 合理的饮食

我们每天的生理活动，还有体力、脑力支出等都是"出"。量出为入，即以日常的实际消耗确定每天进食的量。要把握出入平衡，就要注意掌握适量进食，适当运动。怎样把握我们日常的饮食呢？中国营养学会在 1997 年就出台了《中国居民营养膳食指南》，介绍了国人膳食"宝塔"，原则性地规范了每天进食的合理量，所以人们又将其称之为合理膳食的"金字塔"（图 7-15）。

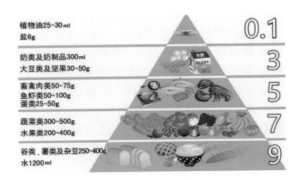

植物油25~30 ml
盐6g
0.1

奶类及奶制品300ml
大豆类及坚果30~50g
3

畜禽肉类50~75g
鱼虾类50~100g
蛋类25~50g
5

蔬菜类300~500g
水果类200~400g
7

谷类、薯类及杂豆250~400g
水1200ml
9

图 7-15　中国人合理膳食金字塔

人体所需的营养元素约有几十种，分为七大类：蛋白质、脂类、糖类、无机盐（即矿物质，含常量元素与微量元素）、维生素、水与膳食纤维。它们各自具有独特的营养功能，但是在代谢过程中又相互联系，共同参加、推动与调节生命活动。那么对于孩子来说，怎样既能保证营养充分，还能对眼睛与视觉有益呢？简单地讲，就是要注意以下几方面。

（1）**营养均衡**　就"膳食金字塔"而言，记住各类食物的量对于忙忙碌碌的人的确不太容易。但记住图 7-12 右边的 0.1、3、5、7、9 应当不是难事，这 5 个数字就是相对应食品类别大致的比例数。只要按照这个大致的比例数安排膳食，各类食品搭配做到多样化，就可以保证肌体健康、生长发育的需要，不会存在营养缺乏的问题，也不会出现微量元素缺乏的问题。

（2）**养成良好的饮食习惯**　良好的饮食习惯不外乎 3 个方面：

① 早餐要吃饱，午餐要吃好，晚餐要吃少。一天最佳的饮食比例为：早餐：中餐：晚餐 =3：4：3。

② 不偏食、不挑食。

③ 定时进餐。

（3）**要严格控制糖的摄入量**

目前业界比较一致的意见：吃糖过多，会使血中产生大量的酸，会造成血钙减少，这样就会影响眼球壁的坚韧性，容易降低人眼对抗眼轴伸长的能力，从而导致近视的发生和发展。

4. 避免连续近距离用眼时间过长

请参见本章"四、眼睛也要讲究劳逸结合"。

 验光的"医学"与"传统"

不管眼睛是好还是不好，从视觉健康的角度讲，接受定期的屈光检测是十分必要的，这项检测在人生的三个阶段显得尤为重要，这三个阶段分别是：

① 学龄期前：此时期是孩子身体、视觉功能的生长发育时期。

② 学龄期：这一时期是面对繁重课业负担的时期。

③ 中老年时期：此时期眼的调节功能下降，是最易发生视近疲劳、困难的时期。

从视觉健康和生活、学习的质量而言，这三个时期都有必要得到视光学的关照。而这种关照首先就需要通过规范的验光过程来完成对眼的屈光检测。那么什么是验光呢？

1. "验"和"光"及验光过程

（1）"验"和"光"

① "光"：就是屈光矫正度，简称光度。这个光度并非是人眼的屈光度，而是需要戴用的眼镜镜片的光度，因此叫屈光矫正镜度才是最合理的。

屈光矫正镜度包括哪些呢？这些数据的体系全包括在图 7-16 之中。

② "验"：就是使用相关仪器及辅助工具进行检测。

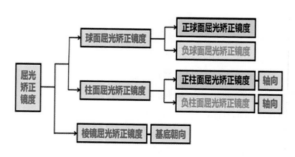

图 7-16　屈光矫正镜度（光度）示意图

（2）**验光过程**　对于验光，既可以当作名词作为检测项目来看，也可以看作是一个过程。做为一个过程，就要有检测者和被检测者。目前根据国家相关政策，凡是被大众认可的验光师（包括：验光员、验光技术人员，目前还没有眼视光师这样的正式称谓）都是可以从事这项检测工作的，被检测者就是大众中要求接受验光的人员。

根据对"验"和"光"的简单分析，我们可以把验光过程定义为：验光人员借助屈光检测仪器及辅助工具，对被检测人员的眼睛进行屈光度检测，并经过行走（必要时阅读）试戴、调整，最终确定被测眼屈光矫正镜度及相关数据的过程。

2. "完美" "标准" "96步" 验光法

我们已经了解了什么是验光，那么经常看到的在"验光"前面加上"完美""标准""96步"这类修饰语又是怎么回事呢？这里通过例子来说明这个问题。

例如被测者就是单纯近视，不存在散光，也不存在潜在隐斜视的问题，只要检测完球镜度，散光检测就应当是一带而过了，双眼平衡也没问题就是试戴，试戴没有异常，隐斜视也应当被略去。这样的光度检测时间一般不会超过10分钟，这样的检测就应当是完美的。

倘若被测者是一个很复杂的情况，再用上述"完美"的办法恐怕就完美不了了，能在30分钟内验明白就已经很不错了。

因此，验光是否完美，不在于方法，而在于方法应用得是否得当，是否与被测者眼的屈光状态相适应。运用得当、与光度难度相适应就是完美，否则就谈不上完美。而"完美""标准""96步"这类修饰语只能是营销策略。

3. "医学"验光与"传统"验光

在验光中，目前最流行的说法就是"医学"验光，各种宣传词、广告不胜枚举，那么"医学"验光真的就是另一类验光吗？将国家相关法规对检测人员、验光的方法、使用的工具、验光的目的、检测过程、对散瞳的要求、瞳距检测、处方等的要求编入表7-5，以便大家清楚了解验光中"医学"与"传统"概念。

表7-5 验光中"医学"与"传统"的对照

项目		"传统"验光	"医学"验光	说　明
检测人员		验光员	验光员、眼科技术员	目前没有眼视光医师称谓
验光的方法		客观验光、主观验光		没有其他实用的验光方法
光度检测工具		远用视力表、近用视力表、电脑验光仪、检影镜、综合验光仪、镜片箱的测试镜片		必要时，使用角膜曲率仪
验光的目的		获取精确屈光矫正镜度；必要时，三棱镜度；清晰、舒适的双眼视觉		双眼平衡：是验光的必要环节，是取得准确、协调双眼屈光矫正镜度的手段
光度检测过程	(1)	先客观验光，再主观验光		目前，验光领域还没有人或部门宣称使用这一检测过程之外的其他检测程序
	(2)	常规：① 先球镜，后柱镜，球柱均衡；② 先右眼，后左眼；③ 双眼平衡		
	(3)	—	常规列入：眼压测量、眼轴长度测量；个别部门还列入：角膜曲率检查、眼底检查、OCT检查、角膜地形图等	属于眼科疾病必要或辅助检测项目，与屈光矫正镜度检测、确认没直接关联
对散瞳的要求		不做要求	大力提倡	药物作用期间：视近困难。鉴别"假性近视"有名无实
		瞳孔散大检测的屈光数据不做配镜依据		

瞳距检测	瞳距仪	瞳距仪 有的人偏好直尺测量	直尺测量容易出现误差
配镜的处方	主观检测为依据，行走试戴检验调整，阅读戴检验调整	主观检测为依据，行走试戴检验调整，阅读戴检验调整	"传统"：倾向使用最终处方。 "医学"：倾向用负柱镜处方

当然，"医学"验光中当前被强行加入眼压测量、眼轴长度测量等检测，个别部门还列入了角膜曲率检查、眼底检查、OCT检查、角膜地形图等检测项目。以"套餐"形式强行列入"验光"的项目的做法，的确有其值得商榷的地方。

综上所述：被人为定义的"医学"验光与"传统"验光，在"屈光矫正镜度"的检测方面，并无本质区别。

 九、让孩子自觉地走在预防、控制近视的行列里

少年儿童及青年的预防、控制近视是一项涉及中华民族未来视觉健康的工作，做好这项工作是全社会共同的责任和义务。其中与孩子生活、学习、玩耍时间最多、最密切的当然是孩子的家长，显然家长对孩子采用的预防、控制近视措施是否得当，是否有效，就成了至关重要的问题。但是，家长基本上都会感到这项工作说起来容易，做起来很难。其中最难的是孩子不听家长的说教。这到底是为什么呢？

1. 孩子不听说的原因

（1）家长模范作用不到位

① 家长戴眼镜却训斥孩子戴眼镜（图7-17）。经常会看到家长戴着度数不浅的眼镜，但却对孩子戴眼镜说三道四。这样的训斥只能引起孩子的反感，孩子心里就会想：你都戴眼镜，凭什么我就不能戴眼镜。应当说，家长自己都戴眼镜了，是没资格对孩子戴眼镜说三道四的，还是应引导孩子如何科学合理戴眼镜。

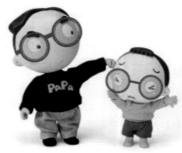
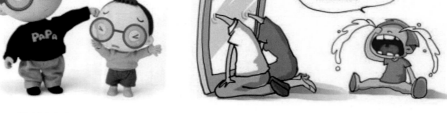

图7-17 戴眼镜的家长没资格训斥孩子戴眼镜　　图7-18 手机把爸爸、妈妈抢走了

② 家长无节制地玩手机。可以说，手机几乎成了全民的"玩物"，不少家长也在没日没夜地玩，孩子说得也有一定道理：手机把爸爸、妈妈抢走了（图 7-18），我就得玩手机。目前有的孩子没等上学就是几百度的近视，绝大多数都是看手机、玩平板电脑所诱发的。应当说，"没有节制地看手机"是目前预防、控制近视工作中最大的难题。

（2）家长讲的不符合孩子见到的事实　在预防、控制近视方面，家长说得最严厉、最凶狠，却又是最苍白、最无力，而又最不被孩子接受的两句话如下。

① "这么看，你的眼睛会瞎的。"孩子听到这样的话，看起来好像有一些害怕，但是转脸还是依然如故。这是怎么回事呢？孩子表现出来的"怕"不是怕"瞎"，孩子怕的只是家长的"盛气凌人"和"吼叫"。可以肯定地说，对于这种话，孩子是从来不会相信的。因为"这么看"已经不是一天两天了，从来没"瞎"过。因此，这样的话还是不说为好。

② "这么近，能看清楚吗？"因为最初没有正确引导，有的孩子会习惯在非常近的视距状态下看书、写字，这是一种对预防、控制近视非常不利的习惯视觉行为。对这样的情况，家长是看在眼里、急在心里，立刻就会给予纠正，大声讲："这么近，能看清楚吗？"尽管孩子暂时对姿势进行了调整，但是很快就会恢复原有的状态。这是为什么呢？这是因为家长讲的"道理"孩子根本就体验不到，所以会认为你就是看我不顺眼，胡搅蛮缠。

孩子在多远能看清楚书上、本子上的字呢？中国 8 岁孩子眼调节力的参照值是：13~14D。这就是说，孩子能看清楚的最近距离是 0.07m。假如孩子是近视眼，在裸眼状态下这个距离则会更小一些。当家长说"这么近，能看清楚吗？"孩子第一反应就是"我看得很清楚（图 7-19）！"但是，这样的距离对家长来说是"看不清楚"的，这的确是事实。家长与孩子视觉生理上的这种客观差异，必然导致这种教导的无效，还可能会产生其他不良影响。

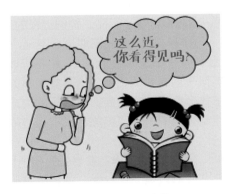

图 7-19　我看得很清楚！

（3）孩子对近视"持续疯长"没有恐惧感　孩子对近视增长不增长从来不会着急，着急的永远是家长。尽管孩子近视度数的增长是视觉生理发育的必然，但不应当增长得"无边无际"，每年增长 -0.25~-0.50D 是正常范围，偶尔一年增长 -0.75D 也还是可以接受的。但是，每年增长 -1.00~-2.00D 就太快了。笔者曾见到一名中学生 3 个月近视长了 -2.00D，这就长得太夸张了，可以说是"恶性"增长了。

少年儿童近视眼中度数持续疯长的现象并非少数，这正是孩子对这种现象没有恐惧感的具体表现。应当说这和孩子更注重现实随心所欲的美好而不会对未来进行规划有关。应当说这也是当前预防、控制近视急需突破的一个难点。

（4）**长辈们各唱各的调**　预防、控制近视工作中另一个值得关注的问题，就是家长们各唱各的调。不少家庭是 6 个老少家长面对 1 个孩子，而各位家长意见也会存在差异，有严厉的、有和蔼的，有管的、有护的，这对培养、规范孩子的行为肯定会造成一定的影响，对孩子预防、控制近视的日常工作也会产生一定干扰。

2. 孩子自觉走入预防、控制近视的队伍的关键

在家庭中，要想让预防、控制近视的工作落到实处，就必须让孩子走在这项工作的队伍中。怎样才能让孩子走在预防、控制近视的队伍中呢？从家长的层面讲，应从以下几个方面入手。

（1）**学点儿童心理学**　要想和孩子进行有效的沟通，仅仅是言语的沟通是不够的，要做到在心理上、思想上沟通才是最好的状态。连孩子想什么都不清楚，是不可能实现与孩子高效沟通的。而孩子的表现，还很可能会给孩子戴上"逆反"的帽子。因此，学点儿童心理学，知道孩子思维方式，了解孩子想什么，自然而然和孩子的沟通就会在"交心"的基础上进行。在这样的氛围中，家庭在预防、控制近视的问题上就容易达成共识，工作自然就会取得成效。

（2）**掌握少年儿童视光学的基本知识**　既然要做孩子预防、控制近视的工作，凭着成年人的"老一套"是不可能落实到孩子身上的。在视觉生理及感受方面，孩子与家长存在着很大的差异，家长用自己的感觉去推测孩子的视觉感受，孩子会觉得家长是在"蒙骗"他。因此，对于家长来说，学点少年儿童视光学的基本知识还是非常必要的，否则的话，要想做好孩子预防、控制近视的工作是很难的。

（3）**做孩子的朋友**　与孩子交流，家长不能自命不凡，也不能认为自己就是"百事通"。从个体来说，家长与孩子都是活生生的人，绝不可以搞成"法官"与"罪犯"式的关系。两者应建立类似于朋友式的关系，这是实现良好的沟通、交流氛围的最佳方式。只有这样，孩子才会给家长交实底，与孩子的沟通才更有效，才能在无障碍地沟通中确定预防、控制近视的方法和措施，只有这样的方法和措施才能在现实中得到践行。

（4）**远离"伪科学"，做实际的工作**　要想做好孩子预防、控制近视的工作，还需要有科学的态度，远离形形色色"伪科学"的招摇撞骗。近视眼的预防、控制不能有"侥幸"心理，凡号称"治疗"的各种措施、方法都是"伪科学"，类似小孔眼镜、东方神镜、治疗眼镜、降度眼镜、近视治疗仪以及近视代茶饮、咀嚼片等，都曾风光一时，但也都无一例外地被证实对预防、控制近视没有作用。在这项工作中，需要注意的是要摈弃所有幻想，多做一点实事。

（5）**学会把孩子做"风筝"** 在教会孩子预防、控制近视方法的同时，要让他有自主管理自己的空间，家长只要监督、适时提醒就可以了。这就好比孩子是风筝（图7-20），给他一个广阔的空间，他就会自由自在天上飞，家长就像是放风筝的人，随时调控一下风筝线保证正确的飞行状态就可以了。

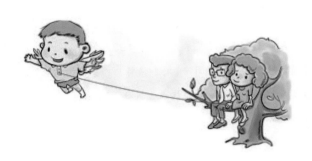

图 7-20 孩子需要放飞

　　一年后，这种孩子参与自我管理的形式的预防、控制近视的方式就会显出成效，有成效就应当给予鼓励和奖励，此时孩子会觉得自己干了一件很了不起的事，会更主动地参与到预防、控制近视的行动中，这项工作也就会成为孩子自觉的行动。

　　到此，孩子预防、控制近视的工作也就进入了一个正常的运行状态，这一时刻正是这项工作要达到的状态。此时，家长要做的就是"放飞"，让孩子从自己的预防、控制近视工作中品尝成功的喜悦。

参考文献

［1］赫雨时．斜视．天津：天津科学技术出版社，1982.

［2］杨贵舫，李荣喜．眼科实用解剖图谱．呼和浩特：内蒙古人民出版社，1986.

［3］徐广第．眼屈光学．上海：上海科学技术出版社，1987.

［4］孟祥成．儿童视力不良与斜视．哈尔滨：黑龙江人民出版社，1988.

［5］徐宝萃，徐国旭．眼屈光学．哈尔滨：黑龙江科学技术出版社，1992.

［6］汪芳润．近视眼．上海：上海医科大学出版社，1996.

［7］胡诞宁，褚仁远等．近视眼学．北京：人民卫生出版社，2009.

［8］李秋明，郑广瑛．眼科应用解剖学．郑州：郑州大学出版社，2002.

［9］梅满海．实用眼镜学．天津：天津科学技术出版社，2000.

［10］阎洪禄，高建鲁．小儿眼科学．北京：人民卫生出版社，2002.

［11］阎洪禄，于秀敏．眼生理学．北京：人民卫生出版社，2001.

［12］徐广第．眼科屈光学．4版．北京：军事医学科学出版社，2005.

［13］呼正林．眼与眼镜200问．北京：军事医学科学出版社，2005.

［14］呼正林．实用临床验光．北京：化学工业出版社，2008.

［15］汪芳润，尹忠贵．近视·近视眼·近视眼病．上海：复旦大学出版社，2008.

［16］呼正林．眼屈光检测行为学．北京：军事医学科学出版社，2009.

［17］呼正林．实用青少年验光配镜．北京：化学工业出版社，2008.

［18］呼正林．渐进眼镜·原理·验光·配镜．3版．北京：军事医学科学出版社，2011.

［19］呼正林．实用临床验光经验集．北京：化学工业出版社，2018.

［20］呼正林等．基础验光规范与配镜．北京：化学工业出版社，2018.

［21］呼正林．明明白白配眼镜．第2版．北京：化学工业出版社，2018.

［22］呼正林．验光操作流程图解．北京：化学工业出版社，2018.

［23］呼正林．眼科·视光－屈光矫正学．北京：化学工业出版社，2018.